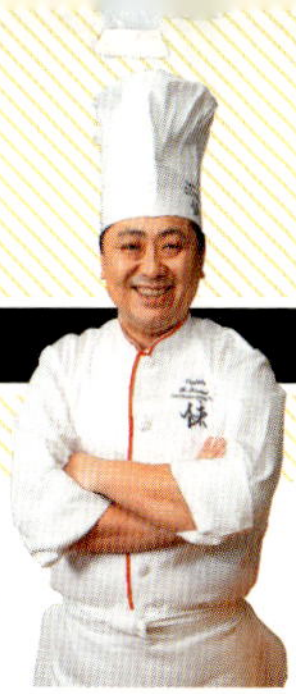

Before

ダイエット前の僕

2010年8月

特定健診　結果報告書

受診日 2010年8月31日　氏名 菰田 欣也 様
生年月日 1968年12月26日　年齢 41歳　性別 男性

ステップ1

体重(100.2)kg　身長(173.3)cm　標準体重(66.1)kg
(1)腹囲(103.0)cm【保健指導判定値 85cm 以上】
(2)BMI (33.4)【保健指導判定値 BMI 25 以上】

腹囲85cm以上で内臓脂肪の蓄積が疑われます。

ステップ2 * リスク *

①血圧
(165 / 96) mmHg
【保健指導判定値
収縮期 130 以上
または
拡張期 85 以上】
【受診勧奨判定値
収縮期 140 以上
または
拡張期 90 以上】
□薬剤治療中

②糖代謝異常
空腹時血糖
(114) mg/dl
【保健指導判定値
100 mg/dl 以上】
【受診勧奨判定値
126 mg/dl 以上】
HbA1c (5.4) %
【保健指導判定値 5.2% 以上】
【受診勧奨判定値 6.1% 以上】
□薬剤治療中

③脂質異常
HDLコレステロール
(50) mg/dl
【保健指導判定値
40 mg/dl 未満】
【受診勧奨判定値
35 mg/dl 未満】
中性脂肪
(92) mg/dl
【保健指導判定値
150 mg/dl 以上】
【受診勧奨判定値
300 mg/dl 以上】
□薬剤治療中

LDLコレステロール(158) mg/dl
【保健指導判定値 120 mg/dl 以上】
【受診勧奨判定値 140 mg/dl 以上】

肝機能 AST(GOT)(29) IU/l
ALT(GPT)(60) IU/l
【保健指導判定値 31 IU/l 以上】
【受診勧奨判定値 61 IU/l 以上】
γ－GT(γ－GTP)(34) IU/l
【保健指導判定値 51 IU/l 以上】
【受診勧奨判定値 101 IU/l 以上】

尿糖 (－)【基準値 (－)】
尿蛋白 (－)【基準値 (－)】

理学的所見(身体診察)
著変なし

* 当センターの健診における診察範囲内の所見を記載しております。

④ 現在、たばこを吸っていない

ステップ3

今後の保健指導については加入されている医療保険者にご相談ください。

＜医師の判断に基づき選択的に実施する項目＞

心電図所見
正常心電図

眼底検査
高血圧性変化(H) 無
動脈硬化性変化(S) 無
所見 著変なし

血色素量(ヘモグロビン値)
(14.9) g/dl
【保健指導判定値 13.0 g/dl 以下】
【受診勧奨判定値 12.0 g/dl 以下】
ヘマトクリット値(44.6) %
【基準値 38～49.5 %】
赤血球数(5.21) $10^6/\mu l$
【基準値 4～5.5 $10^6/\mu l$】

メタボリックシンドローム判定

メタボリックシンドローム基準に該当します。

* メタボリックシンドローム判定の基準については別紙をご参照ください。
「特定保健指導のための階層化」と「メタボリックシンドローム判定」は、必ず対応するものではありません。

ダイエット後の驚きの結果を見る

After

ダイエット後の僕

2013年8月

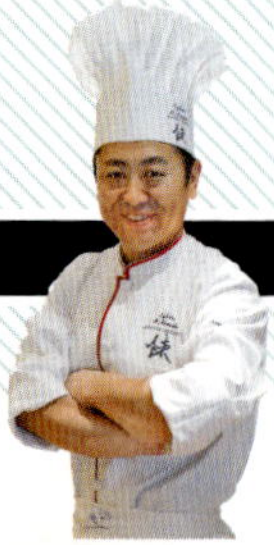

特定健診　結果報告書

受診日 2013年8月27日　　氏名 菰田 欣也 様

生年月日 1968年12月26日　年齢 44歳　性別 男性

ステップ1

体重（ 85.0 ）kg　身長（ 173.1 ）cm　標準体重（ 65.9 ）kg

(1)腹囲（ 93.5 ）cm【保健指導判定値 85cm 以上】

(2)BMI（ 28.4 ）【保健指導判定値 BMI 25 以上】

腹囲85cm以上で内臓脂肪の蓄積が疑われます。

ステップ2 ＊ リスク ＊

①血圧	②糖代謝異常	③脂質異常
（ 127 / 76 ）mmHg	空腹時血糖（ 104 ）mg/dl	ＨＤＬコレステロール（ 59 ）mg/dl
【保健指導判定値 収縮期 130 以上 または 拡張期 85 以上】	【保健指導判定値 100 mg/dl 以上】	【保健指導判定値 40 mg/dl 未満】
【受診勧奨判定値 収縮期 140 以上 または 拡張期 90 以上】	【受診勧奨判定値 126 mg/dl 以上】	【受診勧奨判定値 35 mg/dl 未満】
	HbA1c(NGSP)（ 5.4 ）%	中性脂肪（ 54 ）mg/dl
	【保健指導判定値 5.6% 以上】	【保健指導判定値 150 mg/dl 以上】
	【受診勧奨判定値 6.5% 以上】	【受診勧奨判定値 300 mg/dl 以上】
□薬剤治療中	□薬剤治療中	□薬剤治療中

ＬＤＬコレステロール（ 137 ）mg/dl
【保健指導判定値 120 mg/dl 以上】
【受診勧奨判定値 140 mg/dl 以上】

肝機能 AST(GOT)（ 15 ）IU/l
ALT(GPT)（ 19 ）IU/l
【保健指導判定値 31 IU/l 以上】
【受診勧奨判定値 61 IU/l 以上】
γ－GT(γ－GTP)（ 11 ）IU/l
【保健指導判定値 51 IU/l 以上】
【受診勧奨判定値 101 IU/l 以上】

尿糖（－）【基準値（－）】
尿蛋白（－）【基準値（－）】

理学的所見（身体診察）
著変なし

＊ 当センターの健診における診察範囲内の所見を記載しております。

④ 現在、たばこを吸っていない

ステップ3・4

今後の保健指導については加入されている医療保険者にご相談ください。

＜医師の判断に基づき選択的に実施する項目＞

心電図所見
正常心電図

眼底検査
高血圧性変化(H)　無
動脈硬化性変化(S)　無
所見　著変なし
　　　著変なし

血色素量（ヘモグロビン値）
（ 14.6 ）g/dl
【保健指導判定値 13.0 g/dl 以下】
【受診勧奨判定値 12.0 g/dl 以下】
ヘマトクリット値（ 43.1 ）%
【基準値 38～49.5 %】
赤血球数（ 5.04 ）$10^6/\mu l$
【基準値 4～5.5 $10^6/\mu l$】

メタボリックシンドローム判定

メタボリックシンドロームに該当しません。

＊ メタボリックシンドローム判定の基準については別紙をご参照ください。
「特定保健指導のための階層化」と「メタボリックシンドローム判定」は、必ず対応するものではありません。

たった1年で20キロ痩せた男のダイエットルール

kinya komoda
菰田欣也

「和田式」監修　和田要子

ブックマン社

はじめに

中華の料理人に憧れて東京・赤坂の四川飯店《しせんはんてん》の門を叩いてから、気がついたら四半世紀が経っていた。現在は、オーナー・陳建一《ちんけんいち》のもと四川飯店グループで総料理長を務め、渋谷にあるセルリアンタワー東急ホテルの「szechwan《スーツアン》 restaurant《レストラン》 陳 渋谷店」を任されて、もう12年になる。

僕が入社した頃の四川飯店グループは、日本に四川料理を広めた先代の故・陳建民《ちんけんみん》がオーナーとして活躍。これまでになかったピリッと痺《しび》れるように辛い「神様の麻婆豆腐」を求めて、赤坂のお店に連日多くのお客様が訪れていた。19歳の僕は、当時調理部長だった陳建一のもとで、毎日朝から晩まで働いていた。そもそも僕は、調理師専門学校時代の授業で、講師として来ていた陳建一が中華の大きな包丁でマッシュルームをリズミカルに切る姿に目を奪われて、「こんな見事な手さばきで、一体どんな料理を作るのだろう?」と興味がわいて、四川飯店グループに入社したのだ。生意気盛りだった僕は、ときに反発もしたけれど、彼は見放さずに根気強く僕を指導してくれた。おかげで中華料理を基礎から学び、お客様に料理を提供する喜びを知ることができた。

たくさんのお客様に料理を通して笑顔に、そして元気になっていただくのが、僕の最大の喜びだ。そして、僕自身もとにかく食べることが大好き。仕事では味見や試食が日々欠かせず、仕事のあとの食事は「一日頑張った自分へのご褒美であり、明日への活力」と、どんなに遅くなってもしっかり食べる。プライベートでも、おいしいものがあると聞けば、多少遠くても出かけて行って食したいと思う。また、知り合いのシェフの作る料理も食べたいし、コンビニで売っているスイーツだって気になる。僕にとって食べることは、仕事であり、趣味であり、生きがいなのだ。

しかし、そうした生活を送っているうちに、いつしか体重は１００キロを超えていた。「いつの間に……」というのが正直な気持ちで、太るときは自分ではなかなか気づかないものだ。このままではいけないとダイエットするも長続きせず、投げ出してはリバウンドでさらに太る……30代を過ぎた頃からそんな悪循環を繰り返していた。

食べることは仕事柄、どうしてもやめられない。店は夜11時まで営業しており、生活スタイルを変えるのも困難だ。また、好きなものを我慢すると反動で、ついドカ食いしてしまう……。

そんな僕が、なんと1年間で約20キロのダイエットに成功した。

夜11時過ぎの食事は相変わらずだし、好物の肉も控えることなく、お腹いっぱい食べて痩せることができた。つらい、苦しいと思ったことは一度もない。逆に「今日はこれとこれを食べよう」「この組み合わせをすれば目標クリア！」なんて考えながら、ゲーム感覚で楽しんでやった結果の20キロ減である。

自分でも、にわかには信じられない。いや、ユニフォームであるコックスーツのサイズがダウンし、ベルトの長さが余って何度も切ったこと、そしてスーツがダボつき2回も作り直したことが、この減量が真実だと物語っている。周りからも「スッキリしたね」「若返って見えるよ」と言われることが増えた。なによりも体が軽くなり、素早く動けるので毎日が快適だ。また、痩せたことで姿勢がよくなり、長年悩んでいた肩こりからも解放された。仕事にも、ますます張り合いが出てきた。

毎日を楽しく、意欲的に働けるのは、健康な体があってこそ。いい仕事をするためにも、ますます元気でいたいと思うし、40代半ばを迎えて心の底から人生が楽しいと言える。

どうしてもっと早く、ダイエットしなかったのだろう?

いや、何をするにも、きっとタイミングというものがあるのだ。そして、ダイエットをするなら「自分に合った方法」を選ぶことが肝心だ。ダイエットに成功した今、自分の体との向き合い方も体得できた。「あと○キロ体重を落とそう」とか「もう少し引き締めたいなぁ」といった気持ちも自然にわいてきて、ストレスから一気にリバウンドという心配も、もうなくなった。

本書では、食いしん坊な僕がトライしたダイエットについて、実践的にお話ししたいと思う。食べることが好きで、健康的に痩せたいと願っている人にとって、ヒントになることを祈って。

Chapter 1 100キロを超えた僕がダイエットを決意するまで

Chapter 2 あれもこれも食べていい!? 夢の食事法に出会った

Chapter 3

ダイエットで体も心もカッコよく、健康に

Chapter 4 ダイエットはゲーム！楽しくクリアするための俺流攻略術

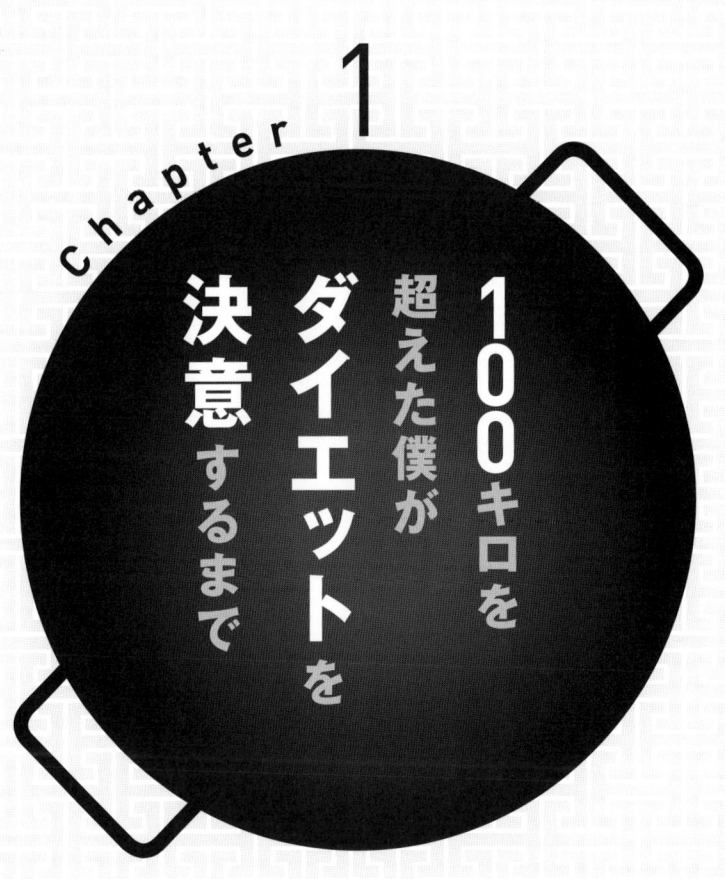

Chapter 1

100キロを超えた僕がダイエットを決意するまで

01 中華のシェフはつらいよ!? 気がついたら100キロオーバー!

いつの間にか105キロになっていた

105キロ――最盛期の僕の体重だ。100キロ超といえば、それはもう立派な肥満体なのだろうが、自分ではどれだけ重いのか、実は意外に気がつかない。当たり前だが、ある日突然10キロ、20キロと増えたわけではなく、本当に「いつの間にか」という感じなのだ。僕は仕事柄、日常的に体を動かしているが、幸か不幸か肉付きがよくなったからといって、動きづらさを感じたことがなかった。難なく動けてしまっていたので、より気づきにくかったのかもしれない。

僕が中華の料理人を目指してこの道に入ったのは、今から26年前の1988年、19歳のときだ。四川飯店グループに入社した当時の体重は72キロ、身長は173センチ。もともと骨格がしっかりとしていて、胸板も厚く、ガッチリした体型だった。

僕は若いときからよく食べた。この頃は一日5食の生活だった。ただ、職場で一日中動きまわっていたためか、それでも入社まもなく6キロも体重が落ちた。最も痩せていたときで66キロ。多くの人がそうであるように、若い頃は新陳代謝がいいし、よく動いて、食べた分のカロリーを消費していたのだろう。

とにかく朝から晩まで仕事が忙しく、働きづめだったので、体力維持のためにも食べる必要があった。まず、3度のまかないをしっかりと食べる。さらに、「ランチメニューで用意しておいた料理が余った」と耳にしたら、それらが冷ましてある廊下までいそいそと食べに行った。これはいわば、非公式のつまみ食い。お腹が空いていたというのもあるが、まだまだ見習いで試食もできない身分、「さっき作っていた料理は、一体どんな味がするんだろう？」という好奇心が大きかった。

ある日、ご飯茶碗と箸を握りしめ、ぱくぱくとランチの残りを食べているところに、陳建民オーナーが通りかかった。「ヤバイ！　叱られるかな!?」と一瞬緊張したけれど、彼は「美味ですか？」とニコッと笑いかけてくれた。「は、はいっ！　美味です！」ととっさに言うと、「そうですか」とニコニコしながら去っていく。僕らにとっては神様のような存在で滅多に話せないから、こんな機会も貴重で感激したものだ。

そうして仕事が終わり、深夜に赤坂の店から会社の寮があった目黒に帰る途中、誰からともなく「青デニに行こう！」と同僚同士で誘い合った。青デニとは、青山にあるデニーズのこと。今のように至る所にコンビニがあるわけでなく、深夜営業の飲食店もあまりなかった時代、この貴重な「青デニ」で、仲間とたわいのない話に花を咲かせたのである。この頃はお金がないので焼き肉なんか行けないし、肉といえばファミリーレストランのハンバーグやチェーン店の牛丼だった。

後輩ができてからは、僕がおごる機会もできた。最初は牛丼、少し稼げるようになったら「焼き肉の食べ放題に行こう」と誘った。僕が先輩たちにごちそうしてもらったように、今度は僕が後輩にごちそうする番。それができるのはうれしかったし、なによりも食べて笑ってしゃべって、周りの人が笑顔でいることが、とても楽しかった。

収入が上がるにつれて、自分が食べるものも後輩におごれるものも変わっていった。だから、「もっと大勢で、もっと高い店の焼き肉を食べに行きたい！」というのがひとつの目標であり、仕事を頑張るモチベーションになっていた。

そして、職場では料理人として経験を積むほどに、おいしいものをお客様に提供して笑顔になって帰っていただける喜びを実感していた。仕事も、年齢を重ねるほどにやりがいが増してきた。

厨房で料理を任せてもらえるようになると、欠かせないのが味見である。今は総料理長の立場だから、スタッフが作る料理の味見と試食をする。また、新メニューを開発するときには、繰り返し何度も味を確かめる。料理を作る仕事は、当然ながら「食べること」もその一部なのだ。

また、レストランは飲食業だからどうしても夜が遅くなる。仕事が終わると深夜0時を超えることも多く、そのあとに夕食に出向くのも日常だ。ダイエットをする前の僕は、**「一日頑張った自分へのご褒美」として、好きなものを好きなだけ食べていた。**焼き肉、寿司、ラーメン、カレー、すき焼き……。そう、高脂肪、高カロリーの料理ばかり。何もせずとも自然と痩せた若き日の自分は、いつの間にかいなくなっていた。こうして着々と体重を増やし、**105キロへの道を進んでいったのである。**

環境の変化と禁煙で短期間に10キロ増

太るきっかけは人によっていろいろあると思うけれど、僕の場合は環境の変化がひとつのきっかけだったと思う。

四川飯店グループで働き始めて13年、2001年に東京・渋谷のセルリアンタワーに開店した「szechwan《スーツァン》 restaurant《レストラン》 陳」で、僕は料理長に就任した。料理はもちろんのこと、オーナー・陳建一とともに設計などにも携わり、無事にオープンにこぎつけたときには、ホッと胸をなで下ろした。おかげさまで連日お客様にお越しいただき、たくさんの笑顔に触れ、うれしい悲鳴の中、仕事はますます多忙になっていった。

オープンの頃の体重は82キロ。19歳の頃から13年で10キロ増だから、これは自分としては自然な増加と考えている。それが、レストランのオープンから1～2年で体重は92キロに急増した。料理人のユニフォームであるコックスーツが、規格サイズMAXの4Lになってしまった。それも「なんだか首のあたりが苦しいなあ」と感じて、やっと自分が10キロも太っていたことに気づいたのだ。

この頃の生活は、深夜に仕事を終えてからの外食が続いていた。しかも、高カロリーや高脂肪、糖質の高いメニューがほとんど。お腹いっぱい食べるものだから、量も一人前では済まない。深夜2時過ぎに帰宅して、入浴して寝るのは3時頃。朝は6時半に起きて、妻と2人の息子と一緒に朝食をとる。これは子どもと接する貴重な時間で、僕にとっては絶対はずせないものだ。

さらにこの頃、陳さんが病気を患い、禁煙を始めた。僕も喫煙者だったが、師匠の隣でプカプカとタバコを吸うわけにもいかず、一緒に禁煙することにした。**禁煙は思ったほどつらくなかったが、驚いたのは「ご飯がおいしくなった」こと。**それで、今まで以上にご飯を食べるようになってしまった。また、禁煙してしばらくは口が寂しくて、飴をなめたりガムを噛んだりして、慢性的に糖質をとっていた。

そういえば、ずいぶん前の話だが、健康診断の問診で「タバコをやめて太るのと、タバコを吸い続けるのは、どっちが体によくないですか？」と医者に訊いたことがある。そのときは「タバコをやめなさい」と言われた。その医者も、まさか僕がここまで太るとは思っていなかっただろう。それからじわじわと体重が増え、ついに１００キロを超え、**２０１１年には１０５キロを記録する。**この道に入って23年で33キロ増、そのうち渋谷のレストランに移ってから増えたのが23キロ。たとえば20キロといえば、米の大きな袋を想像できるだろうか、あの10キロの袋を2つ体にくくり付けて運ぶようなもので、体にも負担があるのは察しがつく。

この頃は、肉をまとった立派な体型でお客様をお迎えしていたのである。

02 いつでも食べられる環境にある怖さ

職場で食べ、仕事が終わって食べ、休日も食べる

料理を作ることはもちろん、もともと食べることが大好きで、僕は料理人になった。おいしいものがあると聞けば、すぐにでも足を運んで食べたいと思うし、レストランに行けば、おすすめメニューや初めて見るメニューなど、あれこれ食べてみたくなる。いろんな店に出かけて食事をすることは僕の趣味であり、仕事の一環でもある。

また、僕の場合はひとりで食べることはほとんどなく、仕事のあとは仲間たちと、休日には家族と、よく食事に出かける。スタッフと外食しているところに家族を呼んで、みんなで一緒に過ごすことも多い。基本的に大勢でわいわいと食べるのが好きなのだ。食べながら話せば、心も通じて口も開く。普段はなかなか言い出せないことも、ざっくばらんに話せるし、たわいのないことで一緒になって笑えるのがいい。**気心の**

知れた仲間との食事は心の底からリラックスできて、明日への活力になる。僕は、それが料理の持つパワーでもあると思っている。

そして、料理人の仲間も多いから、彼らの店を訪ねては料理をいただく。昨日はイタリアン、今日はフレンチ、明日は和食、もちろん同業の中華料理も……。なかでも目黒のイタリアン「イル・ルポーネ」や広尾の「オステリア・ルッカ」、六本木の鮨「さか井」にはよく足を運ぶ。また、韓国家庭料理「チェゴヤ」の五反田本店にはダイエット中頻繁に通ったので、今ではすっかりお店の人と仲良くなってしまった。

僕のブログでも、食べた料理をよく紹介しているので（料理以外の記事のほうが少ないのだが）、周りからは「いろんな料理を本当によく食べていますね」と言われる。

実際その通りで、本当によく食べているのだ。

僕はどんなに食べても胃がもたれたり、調子が悪くなることはない。ただ、いくら体調がよくても、やはり「食べ過ぎ」はよくない。僕は東洋医学を源流とする薬膳を学んでいるのだが、そこでは何事も「過ぎ」はよくないとされる。食べ過ぎ、飲み過ぎ、太り過ぎ、逆にやせ過ぎも健康面では問題があると考えられている。

今でこそ外食での食べ方に自分なりの工夫をしているが、それまでは好きなもの、食べたいものを腹いっぱい食べていた。いや、腹いっぱいになっても、さらに食べていた……。ご多分にもれず、健康診断の結果には、高血圧、高脂血症、メタボリックシンドローム[*]の文字が並び、このままでは危険というゾーンにきていた。なにしろ体重は100キロ超なのだ。我ながら、よく何事もなかったものだと思う。

＊メタボリックシンドローム
内臓脂肪型肥満に加え、高血糖・高血圧・脂質異常のうちいずれか2つ以上をあわせもった状態のことで、診断基準として、腹囲 男性85㎝以上・女性90㎝以上、さらに、中性脂肪 150㎎／dℓ以上・HDLコレステロール 40㎎／dℓ未満のいずれかまたは両方、最高（収縮期）血圧 130mmHg以上・最低（拡張期）血圧 85mmHg以上、空腹時血糖値 110㎎／dℓ以上の3項目のうち2つ以上が当てはまると、メタボリックシンドロームと診断されます。（厚生労働省ホームページより）

03 「健康診断ダイエット」の危険な落とし穴

目先の結果を求めた短期集中型ダイエット

「今週は健康診断があるから、お酒や食事を控えているんだ」という話をよく聞く。若い頃はまったく気にしなかった僕も、年齢とともに検査の数値を気にするようになっていた。健診結果に「再検査」「要指導」などの文字が並ぶと、無言の圧力を感じる。実際は口頭でも指摘されるから無言ではないのだけれど、やはり活字として目に飛び込んでくる厳しい現実には、ずしりと重いものを感じずにいられなかった。

「菰田さん、体重を落としましょう。このままでは糖尿病になりますよ」と、毎年医者から同じことを言われていた。あるときは、若い女医さんにこんなふうに言われた。

「菰田さん、換気扇を想像してください。お店の換気扇が油でべったりになっていたら、部下に何とおっしゃいますか？」と問う医者。

「そりゃ、掃除しろと言いますよ」と僕。

「菰田さんの肝臓は、その状態になっています。換気扇自体は何も悪くないんですよ。ただ、油が付いて回りづらくなっているんです。ご自身の体がそういう状態ですが、掃除は誰がします？　自分しかいないですよね」

なんという上手いたとえだろう！　医者にわかりやすくそう言われて、ぐうの音も出なかった。僕の肝臓は脂肪肝、つまり肝臓が栄養過多だったということ。

毎年そんなふうに言われるものだから、健診の1カ月前になると、「去年よりも太っていたらマズイかな？　また医者に怒られちゃうなあ」と、せめて少しは減量しようと思い立ち、食べる量を減らしたり、昼休みに走ってみたり……。絵に描いたような、付け焼き刃のダイエットをする。

そうして健診の日を迎えると、もともとが体重が多いから、ちょっと頑張れば5キロくらいは落ちている。しかし終われば、その足で好きなものを食べに行く。健康診断というひと仕事を終えた安心感から、つい食べ過ぎてしまい、元に戻るだけでなく輪をかけて太ってしまうのだ。そう、リバウンド。それを数年間、繰り返していた。

この計画性のない、その場しのぎの短期集中型のいわば「健康診断ダイエット&リ

バウンド」（僕の場合はリバウンドまでがワンセット）、これは大きな間違いだった。

何がいけなかったか、今ならよくわかる。なによりも、「目標」がないのが問題。いや、「健診までに痩せる」という目標はあるが、僕にはその目標を達成するための自発的な目的がなかった。あるとしたら、「医者に怒られないように……」という目先のこと。まるで「先生に叱られないように宿題をやらなきゃ」という子どもレベルの発想だ。「健康で40代を迎えて、もっとバリバリ働きたい」とか「2人の息子が成人するまでは、病気せずに元気で稼ぐぞ！」など、**自らを本気で奮い立たせるための明確な意志を、まだ持てていなかったのである。**


多少体重を落としても焼け石に水、健康のリスクが減るわけではない。本腰を入れなくては——そう頭でわかっていても、実行するには、まだ機が熟していなかった。

昨年、「いつやるの？　今でしょ！」という言葉が流行ったが、**この頃の僕は「いつやるの？　まだ大丈夫でしょ！」とダイエットから、そして人生からも逃げていた。**

04 体重105キロ、ウエスト105センチ、血圧165……このままではヤバイ!?

トップシェフたる者、健康管理に務めるべし!?

僕はもともとあまり体重計にのる習慣がない。女性と違い、男なんてそんなもんだろうと思うが、そのせいもあって体重の変化をさほど意識したことがなかった。自分が太ったことに気づくのは、いつもコックスーツがきつく感じるときだ。これまで、だんだんときつくなって、何度もサイズアップをしてきた。

そのコックスーツが、**ついに最大サイズの4L**になった。これは「特大」サイズである。しかも、ついには首回りを広げた、〝特注〟をオーダーする事態になり、さすがにこれには焦った。2011年、42歳のときだ。

このときの健康診断の数値は、かなりのものだった。**血圧は160を超えて、上が165㎜Hg、下が96㎜Hg、HDLコレステロールは50㎎／dl、LDLコレステロー**

ル は158㎎／dl。高血圧とメタボリックシンドロームの烙印を押され（当然ではあるが）、糖代謝異常はギリギリセーフという感じだった。

「このままじゃ糖尿病も目前か……」

実は健診にもあまり積極的でなかった僕は、以前は周囲にうるさく言われ、しぶしぶ会社の健康診断を受ける程度だった。しかし、ここ数年はパティシエの鎧塚俊彦《よろいづかとしひこ》さんと一緒に人間ドックを受けている。彼の奥様である川島なお美さんが、僕の分まで予約してくれるのだ。

鎧塚さんとは昔から親しく、彼のことを「兄貴」と呼ばせてもらっている仲なのだが、実は人間ドックを受ける気になったのは、奥様の言葉がきっかけだった。

「あなたたちのような日本のトップシェフたる人は、若い子の目標になる人間なのよ。それが自分の健康すら管理できないって、どうなのかしら？」

川島さんいわく「トップシェフは自分の健康管理のために、ちゃんと検査を受ける責任がある」と。

その言葉にハッとした。僕がこれまで自分の体に、あまりにも無頓着でいたことに気づいたからだ。シェフとしての自分のあり方を問われて、目の覚める思いだった。

お客様においしい料理を召し上がっていただくには、まず自分が元気で仕事を続けられなくてはいけない。生涯、料理人として活躍するためにも、健康がなにより大事だ。

ここにきて、やっと健康に対する意識が芽生え始めた。

これは余談だが、あるときの人間ドックで鎧塚さんの目の病気が見つかった。一緒に検査を回っていて、兄貴がなかなか戻って来ないので心配していたら、眼底検査で時間がかかっていたのだ。そういえば、兄貴は以前からよく目が充血していたが、それは病気のせいだったようだ。事なきを得たものの、病気の早期発見の大切さを身を持って知った出来事だった。

僕は食べることはやめられない。でも、いつまでも健康で仕事を続けたい。だったら、どうすればいいのか？　やっとそれを考え始めた。

05 人生初のフルマラソンに挑戦！体重95キロで完走したものの……

走ることが嫌い。だから「東京マラソン」に出場する！

40代に突入し、気づけば体重105キロ。健康診断のたびに、「さすがにこれはマズイんじゃないか？　糖尿病、マジでヤバイんじゃない？」と思うものの、見て見ぬフリをしていた。いつかはダイエットをしなくちゃいけないだろうけど、「まだ大丈夫」と。

ところが、ダイエットをするしないの話の前に、ひょんなことから「東京マラソン2012」に出場することになった。それも大会開催4カ月前に、なりゆきで決めてしまった。

もとはといえば、2011年の秋のこと、部下の若いスタッフ数名と話をしていて、「お前たちは努力が足りない。もう少し努力をしたらどうだ」という会話が始まりだった。たとえば、接客がメインとなるホール担当のスタッフなら、「外国からのお客様もいらっしゃるから、少し英語を勉強してみたら?」というようなことだ。最近の若い人、とひとくくりにしては怒られるかもしれないが、特に若い人が何かを始める前から「いや〜、僕は無理ですよ〜」と言うのを耳にすると、なんだかもったいない気がしてしまう。**トライもしないうちに諦めるなんて、自分の可能性を閉ざしてしまうことではないか。**もっと挑戦してほしいと常々思っていた。

そしたら「料理長は昔からなんでもできたんですよね」なんて彼らが言うものだから、「そんなことないさ、怒られながら、叱られながら、どうにかここまで来たんだよ」と返す。実際、僕は人並み外れて料理が上手いわけではない。料理の才能に恵まれた人を見ては、「自分にはそんな能力はないから、とにかくコツコツやろう」と技術をひとつひとつ体に叩き込んできた。

そんな思いもあって、若い彼らには自分の可能性や能力を伸ばしてほしいと思うのだが、どうも伝わらない。

「じゃあ、料理長は苦手なものってあるんですか?」と聞かれて、「あるよ、走ること。昔から大っ嫌いだね」と。

そこでひらめいたのは、**「俺が苦手なことに挑戦したら、彼らも少しは挑戦する気になるのでは？」**ということ。それなら、僕が今まで絶対に取り組まなかったことはなんだろう？と考えて、思わずこう言っていた。

「じゃあ、来年2月の『東京マラソン』を走る！　人生初のフルマラソンだ！」

その場で、**マラソン参戦を宣言**してしまったのだ。

95キロに減量して見事ゴール！　そして再び98キロに

周りからは「走っている途中で心臓が止まったらどうするの！」「その体重じゃ、膝がダメになっちゃうよ」と、出場を思いとどまるようにずいぶん言われた。でも、だからこそ、**「105キロもある俺だからこそ、やる意味がある」**と逆にトライする意志を強くした。足が痛くなって途中で歩けなくなるかもしれないし、時間内にゴールできないかもしれない。でも、その姿をさらしてでも俺の挑戦する姿勢を、俺の生きざまを部下に見せなくてはいけない、そう思ったのだ。後戻りできないように参加抽選のエントリーではなく、10万円の寄付金を納めたら確実に出場できるチャリティーランナー枠で申し込んだ。

走るトレーニングなんて、もちろんしたことがない。気の利く部下から、〝真の初心者〟向けのフルマラソンの本をプレゼントされ、あれこれ見ている時間もないし、もうこれ1冊、このやり方を信じてこの通りにやろうと決めた。

その本によると、最初に1キロを何分で走れるかを計る、とある。実際に計ると、7分くらいだった。これで5キロを走れば35分。そのあと5分歩いて、また5キロを35分で走る。この方法で、計算上は約6時間で完走できるとわかった。とりあえずこれを目標に掲げ、あとは大会開催日から逆算して、いつ頃にこのトレーニングをしなさい、というメニューがあり、それを実行した。

「走って減量する」という意識はまったくなくて、とにかく目標はマラソンの完走。正直、自分でもどこまでできるのか見当がつかなかった。だから、本のメニューをこなす他に、朝は自宅から職場まで1時間40分かけて歩いて出勤したり、ランチタイムの営業が終わって時間ができたら職場の周りを5キロくらい走ったりと、生活の中でできることに取り組んだ。

すると、**東京マラソンのスタート時には、体重が95キロに減っていた。4カ月で10**

キロ減、しかも自然な減量だった。

大会当日は、足が痛くなることも転ぶこともなく、**5時間58分で見事完走**を果たした。ゴール目前で、スタッフが用意してくれたコック帽とコックスーツを身に付けて、お玉を持ってゴールテープを切った。そのときの清々しい気持ちといったら！　沿道で本当にたくさんの人が応援してくれて、お祭りのような雰囲気もあり、苦しいけれども楽しく走れた。

走っている途中は「きつくなってきたから、30キロ地点まで行ったら歩こう」、そこまでたどり着いたら、「あと少し、35キロまで頑張ってみよう」……というように、少し先に目標を置いて、とにかくくじけないように一歩一歩前へ進んだ。遠くの目標を達成するために、まず無理のないところに目標を置いて着実に進むことで、もうひと頑張りできることを、あらためて実感した。そして、そこまで頑張れるか、常に自分が試されているという感覚も持った。**走り続けるのも、足を止めるのも自分次第、すべての選択肢を自分が持っているのだ。**

これは人生も同じこと。そして、ダイエットにも言える。

ダイエットに置き換えて考えると、「これ食べたいな、でも食べないで我慢しよう」

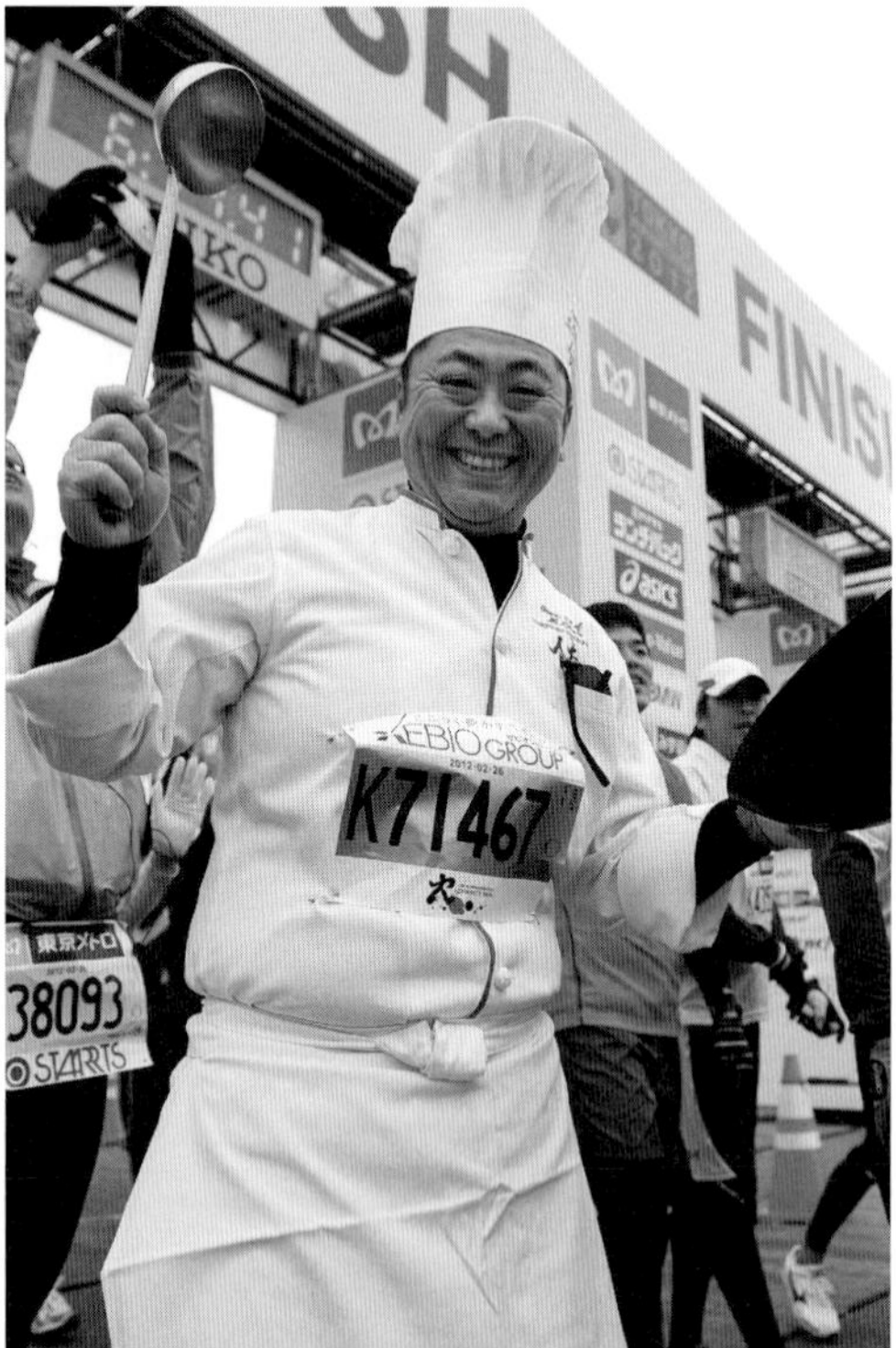

42.195キロを無事完走。コックスーツに着替え、満面の笑みでゴール！（2012年2月26日）

とか「体重をあと3キロ落とすまで食事は控えめに」なんてなるのだろうが、**結局大会のあとには安心して食べて、また少し太って、98キロになってしまった。3キロ止まりで済んでラッキーと思うべきかもしれない。**

さて、翌年の大会にも出場したいと思ったものの、一度トライしたことで「これはちゃんと計画的にトレーニングしないといけないな」というのも身にしみて感じた。というのも、知り合いの40代の男性ランナーが10キロのマラソン大会の走行中に倒れて、そのまま帰らぬ人になってしまったのだ。運悪く、その大会ではＡＥＤ（自動体外式除細動器）が設置されていなかったという。何度もフルマラソンを完走している人でも危険が伴うスポーツであり、僕が4カ月間の練習で完走できたのは、たまたま運がよかったから。それを考えて、あらためてゾッとした。初めての東京マラソンは何も知らないから、怖いもの知らずで走れたと思うし、今は練習不足のまま走るのは心底ヤバイと思う。ただ、体重が20キロ以上落ちた今は、体が軽いから走るのは楽だろうなあ、とも思っている。

次に走る機会が来たら、しっかりプランを立てて、今度は完走タイム5時間切りにチャレンジしたい。

06 僕がダイエットを決意した理由——それは、息子の受験だった

お金のかかったミートテックも、家族はバッサリ！　一刀両断

ダイエットらしきものをしてはリバウンドを繰り返し、どんどん体を大きくしていた僕は、家族から「少しは痩せたら？」とずっと言われていた。妻は「あなたの健康のため」と言い、2人の息子は「デブよりも締まった体の父親がいい」と思うのだろう。その気持ちはわかるが、いかんせん夜遅い時間に食事をする生活スタイルは変えられない。長年の習慣を変えるのは難しいのだ。

そうこうして数年、**ついに僕が本気になってダイエットをするときが来た。そのきっかけは、意外なことに次男の中学受験だった。**

「受験とダイエット？　一体どんな関係があるの？」と思われるだろう。僕も妻から「あなた、あの子の受験までに絶対痩せてくださいね」と言われたときは、「なんのこ

っちゃ？」と思った。それを口実に、僕を少しでもスリムにしようという妻の作戦かと思ったほどだ。

ところが、これは息子が通う学習塾からのアドバイスだった。

小学生の次男は、私立中学受験のため志望校を絞り込んでいた。そして、第一志望と第二志望に決めた2校は、ともに両親面接がある学校だったのだ。志望校が決まると、合格に向けての受験対策で塾からいろいろなアドバイスや注意事項をいただく。

その中に、こんなキーワードが登場した。

「お父さんが太っている人は合格が難しい」

なんと！　父親が太っているとマイナスイメージなのか!?　カッコよくスーツを着こなした親の姿は、息子の印象をよくするのか!?

迷信的というか、いわゆる都市伝説のような部分もあると思うけれど、塾がこれまでに積み重ねてきた受験の傾向と対策として、「デブな親はダメ」とはっきり示されてしまった。面接を受ける当事者にとっては、こうした言葉はすべて真実にしか聞こえなくなってしまう。

「とにかく痩せなさい」

そう妻に、強い口調で言われた。息子のことだけに真剣だ。

「ちょっと待って。**僕のこのふっくらした体は、みんなにおいしく料理を食べてもらうための演出効果だよ。**この肉だって、そんじょそこらの脂肪とはわけが違うんだから。おいしいものを食べて、肥やして作った脂肪だからね。キロ単価は高いよ〜」

しかし、妻と息子たちの反応は冷たい。

「ただのデブでしょ」と長男。

「痩せたほうがいいよ」と次男。

「いやいや、これは**ヒートテックならぬ、ミートテック**だよ。そんなに簡単に脱ぎ着できるもんじゃないんだよね〜」と食い下がる僕。

「そのお肉、浮き輪でしょ。お腹の周りについた、浮き輪！」と再び長男。

うううむ、上手いことを言う。返す言葉がなく、とりあえず笑ってごまかしたが、妻の視線を冷ややかに感じたのは気のせいではないだろう……。

今は8月、受験日は年が明けてからの2月。まだまだ時間があるじゃないか。そう思って、とにかく気持ちを落ち着かせた。そう、**生活習慣を変えるのは難しいのだ。**

息子の朝勉強に付き合って

「何もやってないみたいだけど、ホントに痩せられるの？」と、妻からはたびたびチェックが入っていた。「もしもうまくいかなかったら、あなたの責任だからね」とも。受験結果のいかんによっては、これは一生恨まれてしまうかもしれない。

しかし、言われていたうちはまだよかった。あれほど「お父さん、痩せて！」と言っていた次男が、受験準備が進むにつれ、忙しさからだんだん何も言わなくなり、それはそれでプレッシャーを感じた。

受験の主役は息子であり、すべては彼の頑張りにかかっている。実力があってはじめて、親の面接が（ここでは「僕の体型が」というべきか？）関係してくる。とりあえずダイエットはおいおい考えるとして、その前に次男のために僕ができることをやろうと、朝早く起きて、息子の朝の勉強に付き合った。

次男は小学5年生のときから、朝6時に起きてリビングで勉強をしていた。当時から、僕はできるだけ隣に座って一緒にいることにしていたが、これからは毎日だ。漢字の書き取りや算数の問題をのぞき込む。2人ともわからないときには、「あ〜頭いてえなあ」と言いながら、一緒に苦しんだ。

残念ながら、僕には勉強を教える能力はないし、自分もそれほど勉強してきたタイプではない。だから、次男に「勉強しろ」と言うのはやめようと決めた。自分で中学受験をしようと決意して、勉強しなくちゃいけないことは、本人が一番わかっているはずだ。ただ、前の日に遅くまで勉強して朝起きるのがつらいとか、「今日はやりたくないなあ」という気分の日もあるだろう。そんなときに勉強に向き合ったり、気分転換できるような、勉強以外のサポートに徹しようと心がけた。

朝起きると、コツコツと机に向かう次男の姿が、そこにあった。

「ああ、これは俺も痩せなきゃいけないな」

ひしひしと、そう思い始めた。

受験には、彼の人生がかかっている。**わずか11歳の子どもが、誰に言われずともこんなに頑張っているのに、親の自分がこのままでいいのか？** もし、万一受験に失敗したときに、自分自身も絶対に後悔する。

よし、痩せるぞ。僕の心に火がついた。

両親面接に向けて準備を進める

東京マラソンにトライしたあとでもあり、体重は100キロを切って98キロくらいになっていた。東京マラソンを走り終えてから3キロ太ってしまったものの、せっかく体を動かす習慣ができたので、その後もできるだけ歩くようにしていた。それで再び95キロまで体重を落とせた。

さて、これから痩せるには何をすればいいのか？

マラソンのときのように本を買って来ようか？　いやいや、読むだけで終わってしまいそうだ。今の生活を変えることなく、続けられるダイエットとは？　漠然とだが、「自分に合った方法でないと難しい」というのは、今までの経験から感じていた。

今回のダイエットの目的は、受験までに痩せて、ビシッとスーツを着こなすこと。

それが11歳の次男に送る、僕の最大限のエールだ。

子どもの受験に親ができることは、正直言ってあまりない。風邪をひかないように健康管理に気を配ること、経済的なこと、そして精神面でのサポートだろう。ところが、幸か不幸か息子の志望校では、親も学校に赴き、面接という形で子どもを応援することができる（下手をすると足を引っ張ることにもなるが……）。ならば、ビシッと、ここで決めなくては。仕事でも滅多にないような緊張感だ。

ダイエットと並行して、両親面接に向けた準備も始めなければならなかった。質問にちゃんと答えられるように、想定される質問と回答を手帳に書き、時間があればそれに目を通して練習した。とにかく次男の足を引っ張ってはいけない、僕ができる努力はなんでもしようという思いだった。

ときには友人に頼んで、面接のリハーサルをすることもあった。

「息子さんは、どんな性格ですか？」

「はい、真面目でコツコツ頑張るタイプで、明るく友だちがたくさんいます」

「どうして、本校を選ばれたのですか？」

「息子が5年生のときに学校で開催された展覧会を見に来て、在校生の明るさ、やさしく挨拶してくれた対応、また科学部の発表に興味を持って、〝自分もこの環境で勉強とスポーツに励みたい〟と思ったようです」

「お父様の仕事はお忙しいのでは。お子さんと話をする機会は？」

「朝は必ず家族4人揃って食事をとり、そのときにいろいろなことを話します。私が料理の仕事をしているため日頃は帰宅が遅く、土日も仕事があります。そこで子どもの春休みに私も長い休暇をとり、家族で海外旅行に出かけています。他国での体験は子どもにとって、とても刺激になっているようです」

この歳になって面接されるとは思ってもいなかったが、仕事の上でこれはとてもいい体験になった。僕は、会社では面接をする立場だ。面接に来た方が緊張のあまり自分を出し切れないのはもったいないと常々思っていた。今回、面接される側を経験したことで、「落ち着いて、自分の言葉で話してくださいね」と自然に声をかけられるようになった。多分、以前よりもやさしい眼差しで話ができていると思う。

息子の中学受験により突然降ってわいた大舞台は、ダイエットという大きな決断をもたらしただけでなく、結果的に僕自身、得るものがたくさんあった。さて、あとはダイエットを成功させせなくては。なんとしても、痩せてカッコよくスーツを着て、面接に挑まなければならない。

07 もう失敗はしたくない。自分に合ったダイエット法を探る

なぜダイエットを失敗してしまうのか

いよいよ本腰を入れてダイエットを決意したとき、さて、どんな方法がいいのだろう？と考え、そもそもなぜダイエットを失敗してしまうのか、あれこれ考察してみた。

まず思い浮かぶのが、バナナ、りんご、ゆで卵など、特定の食品だけを食べる、いわゆる単品ダイエット法だ。これまでもメディアが取り上げるたびに一大ブームを巻き起こしてきたが、それだけ手軽だということなのだろう。でも、これは僕にとっては**つまらない、楽しくない**。第一、仕事で試食や味見があるので、いろんなものを食べざるをえない。ということで圏外に。

だったら、肉や揚げ物など、油やカロリーが多いものを我慢する方法は？　う〜ん、これらが好物な僕は、まず無理。**好きなものを我慢するのは、ストレスが溜まるに違**

いない。そして、あるとき反動でドカ食いしてしまう。これまでの経験上、逆効果になるのが目に見えたので、これも却下。

食べた食事のカロリーを記録して、運動などで消費したカロリーとのバランスを計算する方法。これが一番健全なようだけど、考えただけで面倒くさい。成人男子の1日の摂取カロリーは1800〜2200キロカロリーと言われているが、僕は多分ずっと食べている。食べているから100キロになってしまったわけだけど（苦笑）。**計算しながら食事するのは、どうもカッコ悪いというか、楽しくないだろうな。**みんなで食事に行って、「ダイエット中だからサラダだけでいいや」と言ったら場がシラけそうだし、「気にしないで、好きなもの食べて」と言われても相手は困るだろう。**大人のダイエットは他人を巻き込まないこと。**それが僕の考え方だ。

さて、こう考えていくと、続かないダイエット法は、僕にとっては「つまらない」「面倒くさい」、そして「しばりがあること」。これらは向かないとわかった。

「好きなものを食べてもOK」でお腹も心も満たされる、我慢しないダイエットとは？　さて、どうしたものか……。

失敗から学ぶ、自分にぴったりのダイエット法

まず、自分なりに毎日の食事で炭水化物を抜いてみた。巷では炭水化物を抜くダイエットが流行っているようだが、その是非はともかく、確かにご飯や麺類は太るイメージがある。白いご飯が大好きな僕でも、夜中に焼き肉などと一緒にたくさん食べるのは、さすがにまずいとは思っていた。これを抜けば、わりと簡単に体重が落ちるのでは？　そう思って始めたところ、すぐに4～5キロ減量できた。

そんな折、あるお客様が来店された。その方は、和田要子《わだようこ》さん。「和田式ダイエット法」で一世を風靡した和田静郎《わだしずお》氏のご長男の奥様で、美しく健康的に痩せるために個人指導もしている美容研究家だ。以前から「痩せるのにやる気になったら、いつでも声をかけてくださいね」と言ってくださっていたのを思い出し、「実は息子の受験で面接があって……」と、僕がダイエットを始めたことを伝えたら……。

「それなら息子さんのために頑張りましょう！」と和田さん。**ついに、僕の本格的なダイエットが始まった。**

08 和田式ダイエットとの出会い

和田式「9品目ダイエット」を知る

和田さんは以前から「健康のために少し痩せたほうがいい。その気になったら、いつでも言ってくださいね。喜んでお手伝いしますよ」と言ってくださっていた。僕の体を心配してくれていたのに、残念なことに当時の僕は、それを受け止めていなかった。しかし、ついにそのときがやって来たのだ。

「和田式ダイエット」は、食事による「9品目ダイエット」をメインに、週1回の運動、同じく週1回の入浴法、食事と食事の間の活動タイム（仕事の時間）の過ごし方、体のコンディションをととのえる休息法といった、5つの柱が基本となっている。

中でも重要なのがメインの食事法で、**この9品目とは、肉・魚・野菜・豆・卵・乳製品・海藻・貝・油のこと。**これらの食品を食事のたびにとるのだ。9品目の量や食事でのバランスは問わず、お腹いっぱいに食べてもＯＫ。ただし、基本的に炭水化物と、スイーツやジュースなどの糖質の多いものはとらない。**9品目でまんべんなく栄養がとれていれば、米やパンを控えてもお腹は空かない、という考え方だ。**

また、食事と食事の間は6時間以上空けて、ゆっくりよく噛んで食べる（1回の食事時間は45分～1時間）、間食はしない、味付けは薄味に、といった原則もある。

「え!?　腹いっぱい食べていいんですか？　肉を食べてもいいんですか？」

僕は思わず、和田さんに聞いてしまった。答えは「ＯＫ」。

そして、たとえば肉ならば、牛肉、豚肉、鶏肉など、その種類は問わない。他の品目も同じで、乳製品なら牛乳、チーズ、ヨーグルトといったようにバリエーションがある。つまり、素材の組み合わせによってメニューは無限だ。

「これは飽きないで続けられる！」そう僕は確信した。

フィギュアリング体操で、日頃使う筋肉を鍛える

運動は、週に1回「和田式フィギュアリング体操」を行う。この体操は「吸って～

吐いて～」の呼吸法が大切で、体の中に空気をたくさん吸い込み、息を吐きながら筋肉を動かすというもの。そうすることで、**最小限の負荷で痩せたい部分に効果的に働く**という。和田さんの本がいくつか出版されているので、それらを見ながらやることもできるが、僕はモチベーションを保ちたいので直接アドバイスをしてもらうことにした。

店の営業中は外出が難しいため、和田さんが店に来て指導してくれることになった。週に1回、30分～1時間程度。集中して取り組むのにちょうどいい時間だ。

面接でスーツ姿がビシッと決まって見えるように、運動でどの部分の贅肉を落としたらいいか、和田さんが考えてくれた。筋肉ムキムキになるのではなく、日頃生活していく上で使う筋肉を鍛える、という考え方で取り組んだ。運動といっても激しいものではなく、ラジオ体操やストレッチのような感じで、「これなら僕でもできる、楽勝だ」と思ったものの……。

和田さんの指導で少し体を動かしたところ、「特に肩のあたりの筋肉の周りに脂肪がついていて、可動しにくくなっている」と言われてしまった。これでは肝心な場所の脂肪が燃焼しない。ということで、まずは、筋肉をよく動かせるように、筋肉の周りの贅肉を落とすことから始まった。

45分間入浴で肌をきれいに保つ

入浴法は独特で、45分間かけて体を丁寧に洗い、肌のたるみを防ぐというもの。9品目をちゃんととっていれば、新しい皮膚組織を作るための材料はととのっていて、体操で皮下脂肪を燃焼しておけば、体の代謝もよくなっている。そこで、**入浴法で古い角質（垢）を取り除いていく**のだ。

一度にお湯に浸かるのは20秒。まず全身に湯浴びをし、20秒入浴し、簡単に全身を洗い、20秒入浴し、そこから、手、足、胸、背中といった具合に、20秒の入浴と入浴の間にパーツごとに体を洗っていく。湯船に浸かる時間が短いのは、心臓に負担をかけないためとのこと。

やってみると肌がスッキリして驚いた。女性に比べて男性は肌に無頓着になりがちだが、せっかく痩せるなら皮膚がだらっとしたカッコ悪い痩せ方はしたくない。

僕はお風呂にゆっくり入るのが好きなので、この方法は少々忙しかったが、毎日ではなく週1回だけでいいとのことで、安心した。他の日はいつも通りの入浴でかまわないそうだ。今までの習慣を変えるのは難しいけれど、週に1回ならイベント感覚で楽しんでできる。

和田式ダイエットをアレンジ、俺流で実践！

これまでは自力でダイエットに取り組んでも、せいぜい5キロ減が限界だった。今回も、自己流で炭水化物を抜いて4～5キロ落とせたが、和田式ダイエットを知って直接指導してもらったことで、その後も続けて成果をあげることができたのだと思う。

ただ、本当に厳密に言えば、僕は教科書通りに実践できていたわけじゃない。たとえば、和田式ダイエットの中核である食事法では、「毎食9品目を揃える」ことが重要と指導しているが、急な出張で慌てて弁当を食べたり、付き合いで食事会に顔を出したり、店の試食などもあるため、どうしても難しい日があるのだ。

そこで、僕は**この食事法を自分なりに咀嚼《そしゃく》し、これまでの生活スタイルの中で無理のない範囲でアレンジして実行することにした。**

もちろん、忠実に行えばもっと短期間で効果が表れるのだろうが、僕にとっては途中でくじけないことが重要だった。息子の受験面接を控えているし、和田さんも協力してくれているし、なによりこれだけの決意、これを失敗したら再び奮い起こすのは難しいかもしれない。

今回はもちろん、次男の受験、両親面接を目標に痩せるのだけれど、それは長い人生では一瞬のこと。単に体重を落とすのではなく、痩せて健康的に見えること（健康になるために痩せる）、そして健康を維持することが、今回のダイエットの最大の目的だ。

これまでの僕は、そこがはっきりしていなかったから長く続けることができなかった。でも、それが掴めたから、**もうリバウンドはしないだろう。**

よし、がぜんやる気が出てきた！

僕が実践した食事法

回 食べるもの

⊙**肉類**　⊙**魚類**　⊙**野菜**　⊙**豆類**　⊙**卵類**　⊙**乳製品**
⊙**海藻**　⊙**貝類**　⊙**油脂** の9品目を意識し、
1回の食事でできるだけ多くの品目を揃える

回 食べてはいけないもの

でも たまには OK

⊙**炭水化物**（ご飯、パン、うどん、そば、パスタなど）
⊙**フルーツ**（特に糖分の多いものは避ける）
＊レモンやゆずなどの酸味の強いものはOK
⊙**お菓子**　⊙**ジュース**　⊙**アルコール**

回 食べ方

⊙食事と食事の間は6時間以上空ける
（水分は飲みたいときにとる）
⊙ゆっくりよく噛んで食べる
⊙間食はしない　⊙味付けは薄味にする

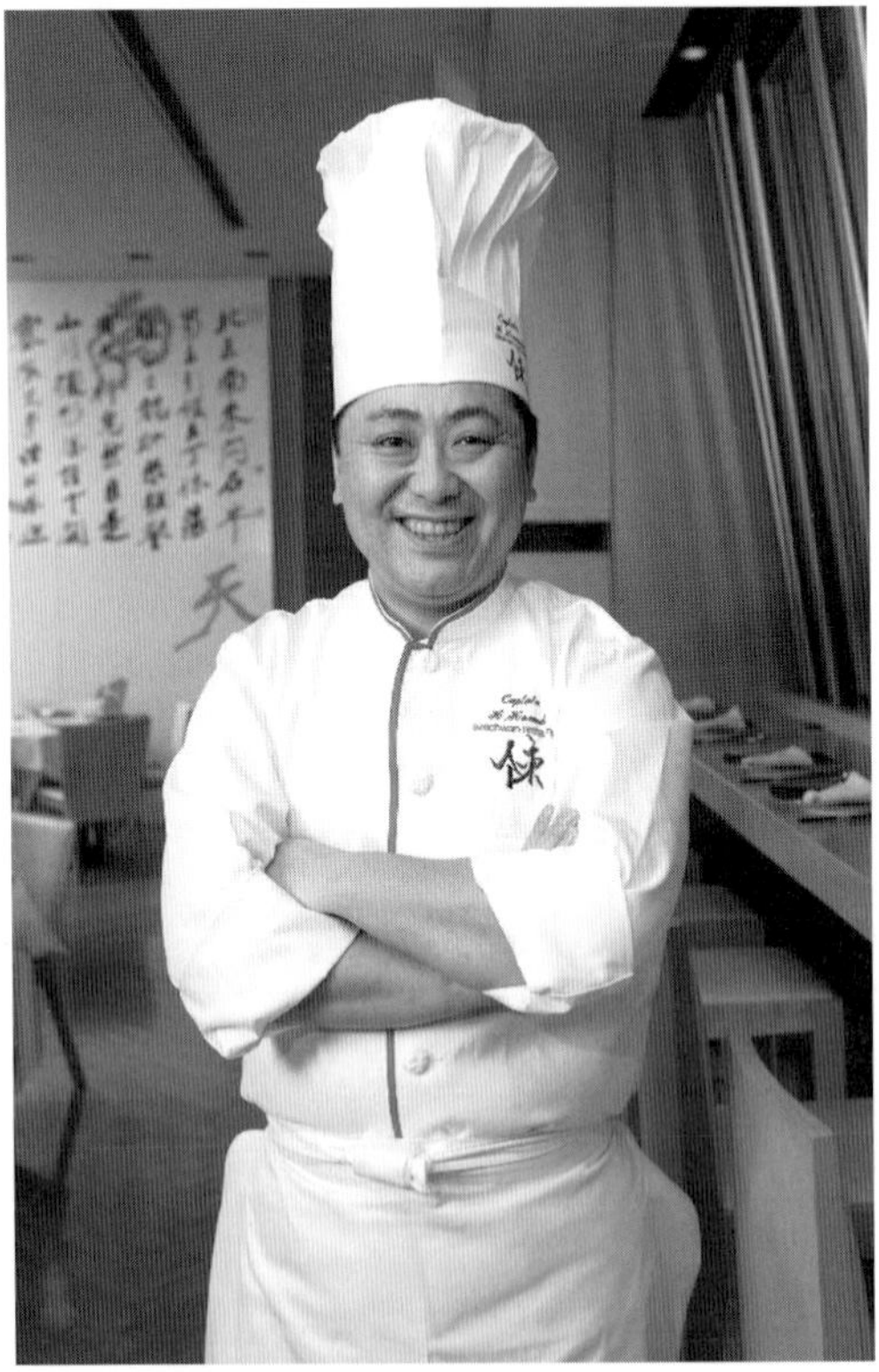

体重105キロの頃。顔はまんまるで、特注サイズのコックスーツもパツパツだった

Chapter 2

あれもこれも食べていい!? 夢の食事法に出会った

01 栄養バランスをととのえて、痩せやすい体へ

メモを片手に目標の9品目をチェック

２０１２年９月、ついに僕のダイエットが始まった。

このとき、体重は98キロ。次男の受験は翌年２月だ。両親面接に向けて、５カ月間のチャレンジがスタートした。これから年末にかけて、秋の各種イベントやクリスマス、そして忘年会・新年会など仕事が忙しくなる時期だが、それは子どもの受験には関係ないこと。**次男と一緒に〝合格〟というゴールに向けて、僕も全力で走ろう。**面接当日には、スッキリした体で志望校に出向くぞ！

僕がトライするダイエットのメインは、和田式の「９品目」を参考にした食事法だ。とは言っても忠実には実行できないので、なるべく多くの品目を揃えるという意味で、ここでは便宜上「多品目」とでもしておこう。

まず、1回の食事で、肉・魚・野菜・豆・卵・乳製品・海藻・貝・油の9品目をとることを意識する。それぞれの量やとるバランスにはこだわらず、またお腹いっぱいになるまで食べてもいい。その代わり、炭水化物と甘いものは避ける。つまり、米や小麦粉、糖分が多い食品、そして果物を控えるのだ。

今でこそ「肉、魚、野菜……」と9品目をスラスラ言える僕だが、最初はすぐに覚えられなかった。そこで、持ち歩いていつでも見られるように、手のひらサイズにまとめた表を作った。

そして、それぞれの項目には、該当する食品をいろいろ書き込んだ。たとえば、乳製品なら「牛乳、バター、チーズ、ヨーグルト、生クリーム、スキムミルク（無糖）」、卵なら「鶏卵、うずらの卵、ピータン、卵豆腐、マヨネーズなどの加工品、イクラ、たらこ」……。食事のときにこのメモを取り出し、「ハムが入っているから〈肉〉はOK、豆腐は〈豆〉だな、サラダに入っているホタテは〈貝〉、味噌汁のワカメで〈海藻〉もクリア……」と、ひとつひとつ確認していった。目で見て、指さし確認していくと、次第に頭に入っていった。

もともと食べることが好きだし、料理人でもあるので、9品目を食品に置き換えるのは難なくできた。料理をあまりしない人は慣れるまで時間がかかるかもしれないが、慣れてしまえば簡単だ。そして、食品をチェックするにつれて「マヨネーズなら卵と油の2品目がとれるな」「貝がないなら、オイスターソースで補える」など、足りない品目をクリアするためのアレンジが考えられるようになっていった。

全体でプラス・マイナスして考える

年末に向け、仕事はますます多忙を極めた。お店には忘年会などの予約が続々と入り、これにテレビ番組の収録なども重なる。またこの時期は、プライベートでの付き合いも多い。そういうときには、多品目の食事にこだわらず、割り切っておいしく料理をいただくことにした。付き合いを断つという選択はしたくないし、ダイエットを長続きさせるにはメリハリが必要だと思う。

僕のとった方法は、自分の中で「プラス・マイナス」を考えて調整するということ。炭水化物や甘いものを食べ過ぎてしまったら、2〜3日は重点的に控えるなどして、付き合いにも体にも無理がないように心がけた。

僕はこれまで、好きなものを好きなだけ食べてきた。「これはうまい！」と思ったら、夜中だろうと、どんなものでもバンバン食べていた。それを振り返ると、「プラス・マイナスしよう」と考えること自体、すごい進歩、いや〝進化〟である。

スタートから3週間くらいすると、すでに9品目が頭の中に入っていたので、その効果も大きかった。「乳製品がないからチーズをトッピングしよう」「魚がないからカツオ節やちりめんじゃこを添えよう」と、パッと考えられるようになっていたのだ。

完璧じゃなくていいから、とにかく9品目を目標にして食事をするようにした。

特定の食品を抜くよりもバリエーションを楽しむ

「9品目の食事をどう攻略するか」

これは料理人の性かもしれないが、始めてみると毎日のメニューを考えるのも楽しくなってきた。乳製品なら牛乳やヨーグルト、チーズやバターなど、いろいろな種類の食品がある。貝だったら、アサリをはじめ、シジミもアワビもあるし、ツブ貝やホタテだっていい。それぞれの食品が持つ効能なり働きは違うから、ずっと同じ食品ではなくいろんな食品を食べたほうがいいのだろうと、あれこれ工夫した。

ところで最近、「炭水化物抜きダイエット」や糖質を制限する「糖質制限ダイエット」などが流行っている。炭水化物は体内で糖質に変わり、運動で使い切れなければ皮下脂肪になってしまう。また、糖質をとると「肥満ホルモン」と呼ばれるインスリンが分泌される。食後血糖値の上昇とインスリンの大量分泌を繰り返すことは、糖尿病や肥満、そしてメタボリックシンドロームにつながっていくのだ。この糖質を避けるには、主食である米や麺を控えるのがわかりやすく、大量に食べるものだけに効果が高いという。

これらのダイエット法のベースになっているのが、おそらく、9品目の食事法を提唱する和田式ダイエットだ。なんといっても、56年の歴史がある。日本が飽食の時代に突入し、これから肥満に悩む人が増えるだろうことを見越して考案に着手されたと聞く。このダイエット法が形や名前を変えて現代にまで受け継がれていることを考えると、いかに正しい方法であるかが実感できるが、時代の流れなのか、より簡単に、「足す」ではなく「引く」方法になってしまっているのは残念だ。

僕もダイエットを始めるにあたって参考までにその手の本を読んでみたが、「夜はコンビニのおでん」など、メニューを固定している人が多いのに驚いた。おでんが大好きというなら止めないが、おそらく手軽であることとヘルシーなことから短絡的に決めたメニューだと思う。「今日は何にしよう？」と悩む楽しみを除外して、決めたひとつのメニューを機械的に食べ続けるなんて、僕には無理だ。飽きる心配以上に、栄養バランスも気になる。

何事も「楽しい」気持ちが苦痛に変われば、続けることは難しい。「食べてはいけない」ではなく、「これも食べられる」「次はこれを食べよう」と考えて取り組むほうが、体にも心にも健康的ではないだろうか。

02 肉を食べてもいいという安心感

脂がしたたり落ちる魅惑的な肉、それも我慢しなくていい

　この食事法でうれしいのは、**なんといっても「肉を食べていい」こと。**しかも、牛肉、豚肉、鶏肉、羊肉など、肉の種類はなんでもOKで、量の制限もない。これは肉好きにはたまらない。肉を食べてダイエットできるなんて！　仕事終わりに「肉を食べに行こう！」と思えたら、仕事にも張り合いが出てテンションが上がるではないか。

　そもそも健康的に痩せるには、筋肉や血液を作るタンパク質＝「肉」の存在も大切だ。ただ多くのダイエット法では、食べていい肉は鶏肉、中でも脂肪の少ないムネ肉やササミに限られる場合が多い。でも、僕はそんなことは気にしなかった。

　もちろん、ムネ肉もササミも調理法によっておいしく食べられるが、味が淡泊な上、パサッとした食感も気になる。短期間なら続いても、長く続けるには料理人の僕でも

なわない。

工夫に限界を感じる。どうしたって、豚肉や牛肉、鶏でもモモ肉なんかの旨みにはかなわない。

僕はダイエット中、とにかく我慢が嫌だったので、大好きなトンカツや唐揚げをバクバク食べていた。脂をすべて抜いて肌がカサカサになったり、ストレスでドカ食いするより、健康的に、楽しくダイエットするほうがいい。

しかも、この時期は特に〝意識して〟豚肉を食べるようにしていた。季節は冬に向かっていたし、年末は特に多忙だ。**自分の事情でダイエットをして、それで体力が落ちて万一仕事に穴を開けたら最悪である。これを乗り切るには、ビタミンB_1がたっぷりとれる豚肉に限る。**

もちろん、脂身たっぷりの三枚肉（バラ肉）も好んで食べた。「脂身はダイエットの敵」と言って避ける人も多いが、脂があるから肉の旨みがあるのだ。それを我慢したのでは、素材の持つ味わいが半減してしまう。

「肉を食べても大丈夫なんだ」と思えることで、食事が断然楽しくなる。ダイエットを長期間続けるなら、食事の楽しみは重要なポイント。食べていいと言われれば、逆にほどほどで満足して、食べ過ぎを抑えられるようにもなると思う。

野菜は肉の3倍？　いやいや、細かいことは考えない！

ダイエットには「野菜をたっぷり食べましょう」という言葉もつきものだ。中には、「肉の3倍」を条件とするダイエット法もある。でも、肉をたくさん食べている僕が、その3倍の野菜を食べるのは物理的に不可能である。かといって、**野菜の量から逆算して「食べられる肉の量はこれっぽっちか」とガッカリもしたくない**。だから、これもことさら意識しないようにした。

もちろん、トンカツ屋でキャベツをおかわりしたり、定食にサラダをつけたりということは心がけたが、どちらかというと、品目を揃えることだったり、お腹を満たすためのチョイスだったたし、**いつも心から「おいしい」と思いながら食べていた**。

野菜は確かにヘルシーだ。でも、全体のバランスで、自分がおいしいと思える「適量」がある。それ以上は苦痛になってしまうし、苦痛に感じたら効果はないような気もする。なので僕は、細かいことを考えるのはやめた。**細かく考え始めると、「これをやってはいけない」「こうしなくてはいけない」という〝しばり〟が多くなって、結局続けられなかったと思う。**

03 マヨネーズは敵じゃない

「卵」と「油」の2品目を一度にゲットできる!

マヨネーズをダイエットの天敵、禁断の食べもののように言う人もいるが、多くの品目をとるこの食事法では、**マヨネーズは「卵」と「油」の2品目がとれる便利なアイテム**として、いろんな場面で大活躍だった。ついご飯が進んでしまう塩味を避けたいときにも、マヨネーズは役立つ。

マヨネーズが悪者になってしまったのは、なんにでもマヨネーズをつけるマヨネーズ大好きな人、いわゆるマヨラーの責任が大きい。唐揚げやご飯など、もともとカロリーや糖質が多い料理にかけ、好きなマヨネーズでさらに料理がおいしく感じて……これでは食べ過ぎるのは当然だ。また、かけるマヨネーズの量もきっと多いのだろう。こうなると、ダイエットの敵と言われても仕方ない。

しかし、卵と油、酢、塩、こしょうで作られたマヨネーズは、少量加えただけで塩気や酸味、そしてまろやかな舌ざわりが楽しめる、本来は重宝されるべき調味料だ。家庭でも手軽に作れるエビのマヨネーズ炒めなどは、マヨネーズの油脂を活用したアイデア料理と言える。辛子やマスタード、甜麺醤《テンメンジャン》や味噌と合わせて、味のアレンジも自由自在だ。

僕は、外食でビュッフェやサラダバーを利用するときにも、即席で多品目のサラダをよく作る。主食が肉や魚ならば、サラダで残りの品目をとるつもりで、野菜をはじめ海藻類や豆類を選び、マヨネーズで和えれば1食で9品目に近づける。

マヨラーとまではいかなくても、マヨネーズが好きな人は多いと思う。そういう人にとってマヨネーズを制限されれば、それだけでダイエットが苦痛になってしまうだろう。でも、敵どころかお助けアイテムだと捉えられたら、ダイエットメニューを考えるのも楽しくなるはずだ。

要は、**加減を間違えなければいいということ。**ちょっと意識して少なくしてみると、意外と少量でも満足するものである。

外食コラム その1

とんかつ とんき

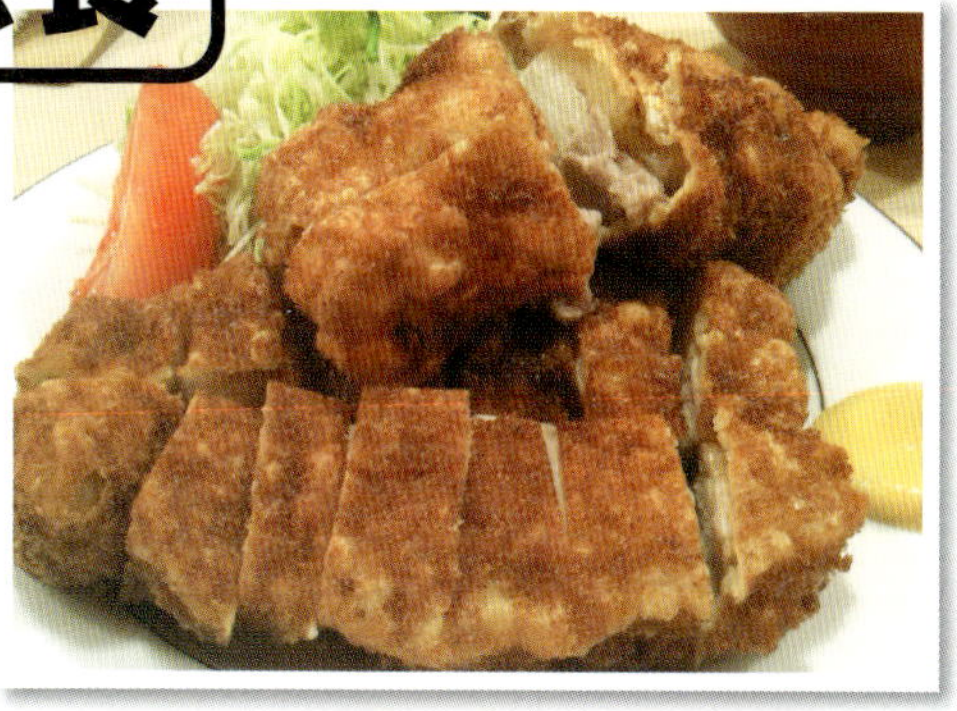

❖ジャンル：和定食・揚げ物
❖場所：東京・目黒　❖HP：なし
❖写真：名物のロースかつ定食。
この日は単品で串カツもつけた

トンカツは我慢できないから、食べ方に工夫

僕はとにかくトンカツが大好きで、毎週のように食べている。好きなものは我慢しないことが、ダイエットを長続きさせるコツだと思うからだ。とはいえ、好きなものを好きなだけ……とはいかない。そこは食べ方を工夫する。

トンカツと一緒についつい白いご飯を食べたくなるが、ご飯は炭水化物。これをやめて、その分キャベツをたくさん食べることにしている。そして、このときにソースをかけすぎないように気をつける。

写真は、行きつけのトンカツ屋さん「とんかつ　とんき」でいつも食べているロースかつ。ここは昔、陳建一さんに連れてきてもらい、以来僕もファンになったお店だ。薄い衣が特徴で、サクッ、じゅわ～っの食感がたまらない。見てのとおりボリューム満点だし、キャベツでお腹いっぱいになるので、お腹も心も満たされる。白いご飯を我慢したことなんて、お店を出る頃には忘れてしまっている。

04 常に引き算より足し算を。ゲーム感覚で食べ方を考える

足りないときは、簡単なものを追加する

9品目の食事を心がけても、目標になかなか届かないこともある。そんなときは完璧さを求めず、加えられる品目をひとつひとつ考えてみることにした。

たとえば、用意したメニューですでに5品目が揃っていたら、「あと4品目は難しくても、2品目なら追加できないか」と考える。「5品目しかない」と考えればマイナス的な発想だが、**「あと2品目加えれば、目標に近づくな」とプラスで考えるのだ。**

そう、実際に「あと1、2品目足したいな……」という場面は結構多い。そんなときに使えるアイテムがある。僕がよく使ったのが、乾燥ワカメ、カツオ節、干し貝柱、オイスターソース、マヨネーズ、チーズだ。

意識しないととりづらい海藻は、日本人に一番身近なワカメが最適。味噌汁に入れ

たり、サラダにのせたりと、使いやすい。メインを肉料理にしたときに、魚をどうやって足そうかと悩んだら、お浸しや冷や奴にカツオ節をまぶす。これも立派な「魚」だ。カキのエキスから作られるオイスターソースを使えば、「貝」がクリアできる。炒め物に使ったり、味噌汁に入れてもコクが出ておいしい。

和田式9品目を知る中で、生の食品ではない乾物や調味料まで1品目としてカウントできることに最初は驚いたが、欲しいのはあくまでも栄養素。ちょこちょこと品目を揃えて1食の栄養バランスをととのえるのに、これらは本当に重宝した。

〈おすすめの食品と使い方〉

○乾燥ワカメ（海藻）……味噌汁やスープに入れたり、戻してサラダや煮物に添える。

○カツオ節（魚）……野菜のお浸しや煮物、炒め物、納豆などにトッピング。

○干し貝柱（貝）……サラダの具材に。湯で戻せばスープにもなる。

○オイスターソース（貝）……炒め物に使えば、いつもの味に変化が出る。

○マヨネーズ（卵・油脂）……ディップソースにしたり、油脂を利用して炒め物に。

○チーズ（乳製品）……料理のトッピングや、おやつにも。

常備食を上手に使えば、数品目が一度にとれる

乾物などの常備食には、貝や海藻、豆など、日頃とりにくい品目がわりと揃っている。僕は多品目の食事を自宅で作る際、よく活用した。

たとえば、僕が考案した〈春雨と野菜の干し貝柱のスープ〉。干し貝柱（貝）を湯で戻してスープにし、ひと口大に切った玉ねぎや人参（野菜）を煮て、戻した春雨（豆）を加えて塩とこしょうで味をととのえる。最後に乾燥ワカメ（海藻）を加えたり、溶き卵（卵）を流してふわっとした食感を楽しむといったアレンジもアリだ。野菜はなんでもいいし、ハムやベーコン（肉）を入れたっていい。具がたくさんあると見た目もカラフルで楽しい。このスープを肉や魚といったメインのおかずに添えれば、1回の食事でそれなりに多くの品目をとれる。

また、工夫次第では1品で9品目を揃えることも可能だ。たとえば、ハム（肉）、ツナ（魚）、レタス（野菜）、ホタテの水煮（貝）、ワカメ（海藻）、大豆の水煮（豆）を適量用意し、上に粉チーズ（乳製品）をかけ、マヨネーズ（卵、油脂）で和えただ

けの簡単なサラダ。ツナをエビやイカ、タコにしてもＯＫ。缶詰やレトルトパック、乾燥食材などを常備しておけば、手軽に使えて便利である。

このように、**いつもの料理でもちょっと工夫すれば、簡単に品目を増やすことができる。**

〈品目を増やすポイント〉

・材料を変える、足す

（例）野菜の炒め物に厚揚げを加えれば「豆」がとれる。

・調味料を変える

（例）しょうゆの代わりにオイスターソースを使えば「貝」がとれる。

・組み合わせを変える

（例）中華スープを牛乳メインのスープに変えれば「乳製品」がとれる。

・トッピングする

（例）野菜のお浸しや納豆にカツオ節をトッピングすれば「魚」がとれる。
味噌汁やスープ、煮物などに乾燥ワカメを加えれば「海藻」がとれる。

メニューが豊富だから飽きずに続けられる

僕がダイエットで結果を出せたのは、なによりも飽きずに続けられたこと、これに尽きる。その大きな要因は、**食事のバリエーションを楽しめた**ことにある。

1回の食事で9品目を目指すのは、最初は難しく感じていたが、工夫するうちにそうでもないことがわかってきた。たとえば「豆」なら、味噌、豆腐、納豆などの大豆製品、枝豆やピーナッツなどのおつまみ風のものもある。「乳製品」なら、牛乳、バター、チーズ、ヨーグルトなど。また、チーズひとつとっても、プロセスチーズやクリームチーズ、カマンベール、モッツァレラ、ゴーダ、チェダーなど、さまざまな種類がある。そして、こうした食品の組み合わせによって、食事のメニューは限りなく広がる。食べることが好きな僕にとって、このことはかえってやる気につながった。

僕はよく、メニューを前に、「肉よーし、野菜よーし、豆よーし、卵よーし！」と食品をチェックして、**「目標とする食品、7つやっつけました！」とゲーム感覚で楽しんでいた。**達成できなくても、これはゲーム。次の食事でクリアできるように、明るく楽しめばいいのだ。

05 インスタントやコンビニ食も心強い味方になる

「シジミの味噌汁」は外出時の必須アイテム

外出先での食事で、目標の9品目がほぼとれそうだけど、何か足りない……ということがある。

「肉よーし、野菜よーし、豆よーし、……ああ、貝がない！」

そう、外食で案外とりにくいのが貝類である。そして、サラダや小鉢などのサイドメニューで補おうと思っても、なかなか見あたらないのも、また貝類なのだ。

僕は、そんなときのお助けアイテムとして、**シジミが入った「インスタント味噌汁」をよく活用している。**といっても、まさか外食先で、お湯で溶いて飲むわけにはいかない。具と味噌が別々になっているインスタント味噌汁の「具だけ」を活用するのだ。この具を日頃から持ち歩いて、外食で貝が足りないときに使うことにしている。

使い方は、いたって簡単。味噌汁の具を、しのばせておいた鞄やポケットからおもむろに取り出し、料理に加えてしまうのだ。味噌汁やスープがあれば、具をそのまま投入する。僕がよくやるのは、サラダのトッピングにしてしまうこと。「え？　戻してないシジミをそのまま食べるの？」と思うかもしれないが、ちょっとパリッとした食感があって、これもまたオツなもの。シジミは煮るといいだしが出ることでもわかるように、それ自体が旨みの強い食品である。そして、乱暴に言ってしまえば、お腹に入れれば同じである。

この作戦で、「海藻」が足りないときには、「乾燥ワカメ」を活用できる。ただ、いつも持って歩くには、ちょっと面倒かもしれない。密閉容器に入れるなどの工夫が必要だろう。また、職場でお弁当を食べる人なら、デスクに常備しておくと便利だ。

ちなみに、インスタント味噌汁の「具」を外食先で使ったら、残った「味噌」は家で味噌汁に使えば完璧だ。味噌は大豆が原料なので「豆」がとれる。

また、海藻がとれないときは、食後におつまみ昆布をかじったり、乳製品が足りなければ、ひと口サイズのベビーチーズなどをよく利用した。

コンビニ食は素材や調理法が豊富で、組み合わせやすい

料理人と言えど、僕は家で自分のための食事を用意することはほとんどない。店は夜遅くまで営業しているので、昼はまかない、夜はほぼ外食だ。店以外の仕事も入って忙しいときは、コンビニを利用することもある。

食事法によるダイエットでは、どうしても手作りでないといけないイメージがあるが、**多品目を意識してコンビニを利用してみると、思っていた以上に弁当や総菜が充実していることがわかった。**上手く組み合わせれば、目標の9品目をとるのもそう難しくない。

弁当や総菜以外にも、パウチパックや冷凍食品など、温めるだけで調理いらずの料理が豊富に揃い、レトルト食品や缶詰なども活用できる。一人用のメニューなのでムダがなく、総菜が100円台からあるのもありがたい。

メインに肉や魚、副菜に野菜の煮物や炒め物、卵などが入った王道の弁当なら、これだけでも3～5品目はとれる。そのほかの品目は、サイドメニューが便利だ。納豆や豆腐（豆）、ひじきの煮物（海藻）、ワカメのサラダ（海藻、野菜）、シジミの味噌

汁（豆、貝）などで調整できる。

気をつけたいのは、丼もの。食べ過ぎ注意の危険なメニューだ。ご飯とおかずが別になった弁当でも、ご飯は全部食べずに残したほうがいい。

品数の多い弁当がないときなどは、惣菜メニューを組み合わせる手もよく使った。肉ならばハンバーグや唐揚げ、メンチカツやコロッケ、豚肉のしょうが焼き、肉団子、牛すじの煮込みなど、魚なら焼き魚やサバの味噌煮などをメインに考え、副菜としてひじきの煮物（海藻）やきんぴらごぼう（野菜）のような単品惣菜をいくつか合わせる。サラダなら、ツナサラダ（魚、野菜）、蒸し鶏のサラダ（肉、野菜）、ひじきと枝豆のサラダ（海藻、豆、野菜）、ねばねばサラダ（野菜、海藻）、ワカメのサラダ（海藻、野菜）など、1品で数品目とれるメニューを選ぶ。

これに味噌汁や豚汁、スープを加えると量の満足感も期待できる。あれこれ買うのが面倒という人には、一人用の鍋という手もある。

コンビニは、狭い店内に多くのメニューが揃っているので、「多品目メニュー」初心者には、食品の組み合わせを考えるいい機会にもなるかもしれない。

06 やっぱり、牛丼もラーメンも我慢したくない

炭水化物は、「量」と「回数」を減らす

炭水化物は、「脂質、糖質、タンパク質」という三大栄養素の「糖質」のことで、体にとって大事な栄養素である。ご飯、パン、麺、いも類の他、果物、砂糖などに多く含まれている。大切ではあるけれど、当然ながら、とり過ぎれば肥満を招く。ある意味、ダイエッターに毛嫌いされる「脂質」以上に、摂取過多に注意が必要なのだ。

和田式ダイエットの食事法では、ダイエット期間中（通常は1週間）は炭水化物を控えるのが基本だ。でも仕事柄、炭水化物を口にしないわけにはいかないし、食事のお誘いも多く、これらすべてを断るのは無理がある。いや、そもそも、食べることにおいて「禁止」や「しばり」を作るのは、僕のダイエット理念に反する。

というわけで、炭水化物の扱いについても、和田式を参考にしつつ、自分流にアレ

ンジすることにした。

いくら我慢したくないとは言っても、自由に食べていいわけないのは心得ていたので、僕は、**「食べる量を減らすこと」と「食べる回数を減らすこと」を心がけた。**家族や仲間との外食や食事会では「その場を楽しむ」ことを優先し、とり過ぎない程度においしくいただく。その代わり、日頃の食事ではなるべくご飯を食べない。ご飯を食べるときは少なめにして、おかわりはしない。炭水化物と甘いもの以外は好きなだけ食べていいので、「おかずをたっぷり食べて、主食を減らす（または食べない）」という感覚だ。

ご飯を食べ過ぎてしまう丼ものは、定食にスライド

パッと立ち寄って手軽にお腹を満たせ、価格も手頃な牛丼は、忙しい男性にとってありがたい外食だ。また、牛丼と同じか、それ以上に人気なのがラーメン。「スープは○○系、麺は平打ち縮れで……」と語り出したら止まらない、マニア的な魅力がある。つまり、男が好きな要素が詰まっている。この牛丼とラーメンで、週のうちの何

食かをまかなっている男性も多いと思う。もちろん僕も大好きだ。しかし、ダイエットを始めてからは、行く回数を減らし、さらに食べるときにも工夫するようになった。

牛丼は、大量のご飯の上に濃い味のおかずがのった、すごく危険なメニューだ。炭水化物をとり過ぎてしまうのである。そこで、**「皿のおかず＋ご飯」という組み合わせをチョイスする。**上におかずがのっていなければ、自分がご飯をどれだけ食べたかわかるので、食べる量を調整しやすい。

これにサラダや副菜の小鉢をプラスする。おかずで揃う品目以外の食品を意識して加えるのだ。たとえば、豆腐や納豆（豆）、ひじき（海藻）、ゆで卵や温泉卵（卵）……といった具合だ。冷や奴にカツオ節がのっていれば「魚」をクリア。「貝」がなければ、持参したインスタント味噌汁の具（シジミ）をプラス。

もちろん牛丼に限らず、カツ丼ならばトンカツとご飯、天丼なら天ぷらとご飯といった定食メニューに変える。丼ものでお腹を満たすと摂取できる品目が絞られてしまうから、栄養バランス的に考えても定食を選んだほうがいい。

塩分が多いラーメンはスープを残す

ラーメンを食べたあと、喉が渇くことはないだろうか？　僕の経験上、スープを飲み干せばコップ2杯くらいの水が飲みたくなる。それは、ラーメンスープに塩分が多く含まれているため。体内の塩分濃度が上がるので、中和しようと水を欲するのである。スープだけでなく麺にも塩が練り込んであるため、全部平らげれば、どう考えても塩分過多だ。ラーメンを食べるなら、スープは全部飲まないこと。ダイエットとしてはもちろんだが、健康面でもよくない。**スープでお腹をいっぱいにしてはダメだ。**

また、ラーメンは味が濃いので、ついご飯が欲しくなる。しかしこのラーメンライス、炭水化物×炭水化物で食いしん坊には満腹感いっぱいの黄金コンビでも、食べ過ぎ注意のダイエットには大敵である。健康な人がたまの楽しみとして食べるのはいいが、健康が気になる人は、まずは自分の食べ方を振り返ってみたほうがいいだろう。

僕はこの食事法を始めてから、今まで食べていたラーメン屋さんの味を濃く感じるようになった。ラーメンだけではない。「あれ、ここの店、こんな味だったかなぁ？」と思うことが、たびたび起こったのだ。もちろん、店の料理の味は変わっていない。

僕の味覚が変わったのである。濃い味を定期的に食べていると、その味に慣れてしまう。そして、さらにインパクトのある味を求めて、もっと濃い味の料理が「うまい！」と感じるようになる。ダイエットによってその連鎖が断ち切られて、今では薄味で満足できるようになった。

そんなことがあり、ラーメン屋に行く回数は自然に減ったが、それでもたまにラーメンが食べたくなることがある。そんなときは、家で袋めんタイプのインスタントラーメンを作って食べている。ちなみに僕のお気に入りは、昔から食べている「中華三味」。**自分で作れば、スープの濃さや食べる麺の量も調整しやすいし、野菜、肉、エビやイカなどの魚介類をさっと炒めてトッピングすれば、栄養のバランスがとれてお腹も満たされ、ご飯を食べなくても満足できる。**

大好きな寿司を食べたいから、食べ方を工夫する

炭水化物を控えて困ったのが、「寿司をどう食べよう？」ということ。寿司はひと口サイズに握られたネタとシャリのバランスがすごく重要なので、簡単にご飯を減ら

すことができない。でも、食べることを我慢したくないので、なんとか工夫が必要だ。

これまでの僕は、好きな寿司ネタを好きなだけ、文字通り「腹いっぱい」食べていた。しかしそれではご飯の量を減らせないので、まず**握りを注文する前に、刺身や焼き魚、サラダなどを注文して、それをゆっくりと食べるようにした。**こうしたものを口にして、ある程度お腹をふくらませてから、握りを注文する。これで、握りを食べる量は、今までの6割くらいに抑えられるようになった。

ネタ選びは、まさに真剣そのものだ。でも、**好きなものが好きなだけ食べられる状況も幸せだが、好きなものの中から「本当に食べたいものを厳選する」行為もまた、至福のひとときだったりする。**

そして、寿司屋に行く回数を減らすことにした。たとえば、今まで月に2回行っていたのを「月1回にしよう」と自然に考えるようになったのだ。行けば当然寿司を食べるけれど、行かなければ口にしないのである。控える分、行くのも楽しみになる。

07 発見！　炭水化物を減らすと、塩分も減らせる

ご飯と濃い味付けの関係

多品目の食事を実践し、ご飯を控える食生活をして、気づいたことがある。それは、**「濃い味のおかずは、たくさんご飯が欲しくなる」**ということ。考えてみれば当たり前のことなのだが……。

おかずが薄味ならば、おかずをたくさん食べることができ、ご飯がなくても満足できる。逆に言うと、おかずをたくさん食べようと思うと、濃い味付けではきつい。その分をご飯で満たそうとしてしまうし、ご飯で塩分が中和されるので、ついつい食べ過ぎてしまうのだ。

特にご飯の上におかずがのっている、丼ものやカレーなどは、要注意だ。濃い味のおかずを食べ、その下にある味の染み込んだご飯もしっかりと食べてしまう。

また、寿司も注意が必要。息子にせがまれて、ときどき回転寿司に行くことがあるが、帰宅して夜になると、すごく喉が渇く。見落としがちだが、酢飯にも多くの塩が入っている。砂糖と塩と酢と、炭水化物のご飯。寿司は結構ヤバい食べものである。

もうひとつ加えると、寿司をヘルシーと思っている人も多いようだが、実はそうとも言えない。魚中心なのは確かにヘルシーだが、とれる品目で言えば「魚」と「卵」、「海藻」ぐらい。意識して野菜や豆などを注文しないと目標の9品目には近づかない。お金はかかるが、回転寿司屋に行くよりも、最初にお刺身や酢の物を出してくれる店のほうが健康にはいいだろう。

ソースやしょうゆも「少量」で満足

薄味を好むようになると、必然的に余分な調味料も使わなくなった。これまで、ジャバジャバと乱雑にかけていたソース、小皿になみなみと注いでいたしょうゆなども、今では信じられない。人がたくさんつけているのを見ると、「それ、ちょっとでいいんじゃないですか!」と止めたくなることも、しばしばだ(笑)。**ソースをドバドバ**

～ッと海のようにかけたら、結局ソースの味しかしなくなってしまう。「でも、僕も前はそうだったんだよな」と大いに反省している。

ただ、行きつけの目黒のお店、「とんかつ とんき」でキャベツを食べるときは、いまだにソースで食べるのが一番好きだ。ただし、ご飯を抜いてキャベツを2回おかわりするので、ソースをかける量はかなり控えめにしている。ちょっとのソースがキャベツの甘みを引き立て、これはこれで最高にうまい。今思えば、以前はキャベツを食べていても、かけすぎたソースの強い味で、キャベツの味はほとんど感じていなかった。今はキャベツとソースの味を半々に感じながら食べている。

味覚が繊細になって、食の嗜好が変わった

肉か魚かと言われたら、僕は断然「肉派」だ。でも**ダイエットを始めてから、魚がすごくおいしく感じるようになった。**

もちろん、これまでも魚料理をおいしくいただいてきた。中華料理はもちろん、和食、フレンチ、イタリアンなど、さまざまな料理で魚は使われているが、そうした料

理を食すとき、特に魚の持つ風味というのだろうか、繊細な味を堪能できるようになったのだ。

これもおそらく、炭水化物を減らしたことが影響しているのだと思う。ご飯を控えることで、味の濃いおかずを好まなくなり、素材本来のおいしさを味わえるようになったのだろう。いやはや、「食」を生業にしている自分が、いまさら言うのも恥ずかしいのだが……。前にも増して、自分の味覚が繊細になったということにしておこう。

食の嗜好が変わったことで、素材選びにも変化が出てきた。たとえば、昨夜は「鶏か魚を食べたい気分だなあ」と思ったのだが、ここにもう「牛肉」は並ばない。前は好きでよく食べていたが、今では基本の選択肢から牛肉は外れている。牛肉は肉そのものが強い味だから、僕にとっては「たまに食べればいいや」という、いわば贅沢品のような感覚になっている。

多品目の食事を意識する中でさまざまな食品を食べるようになり、選択肢が増えた一方で、その選択肢から落ちるものも出てきた。それらは僕にとっては、あえて食べなくてもいいもの。**食べなくても以前より体は健康になっているのだから、実は必要なかったものなのかもしれない。**

外食コラム その2

カレーハウス CoCo壱番屋

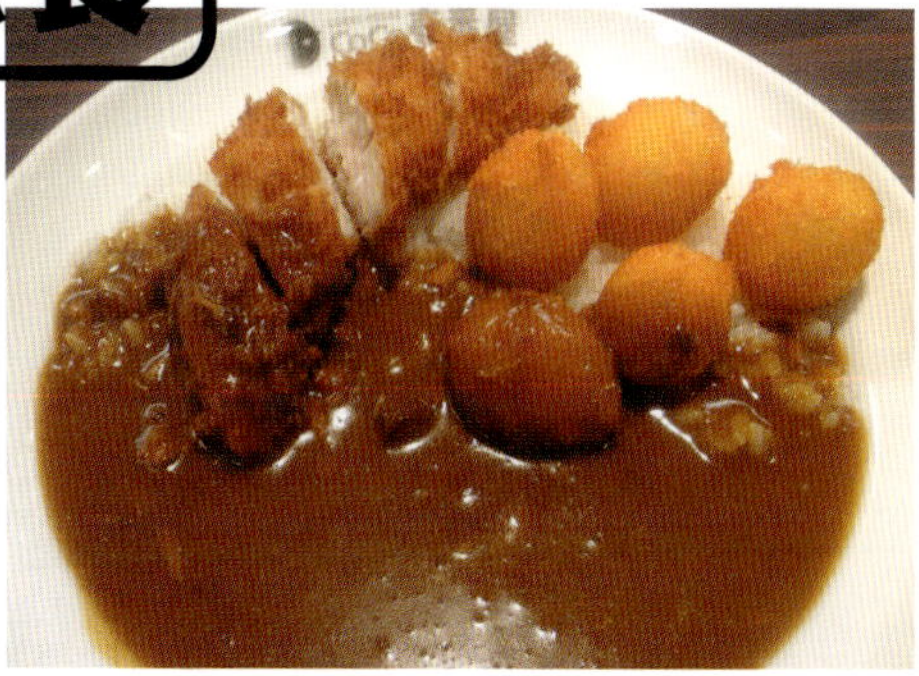

❖ジャンル：カレー ❖場所：日本全国
❖HP：http://www.ichibanya.co.jp
❖写真：ご飯を100グラムに。
そしてトッピングとサイドメニューを追加

ダイエット中でも、カレーが食べたい！

僕はまかないで作っちゃうほどカレー好きで、ココイチファンでもある。でも、カレーはルーに小麦粉が入っているし、油脂の量も相当だ。野菜と肉以外の品目をとるのも難しい上、ご飯も必ずついてくる。この食事法を実践するには、結構厄介なメニューである。

ココイチでは、トッピングとサイドメニューを活用するのがポイント。そして、ご飯の量を減らすことだ。ご飯150グラムのハーフサイズカレーもあるが、ルーまで少なくなるのが嫌なので、「ルーの量はそのままで、ご飯を100グラムにして」と注文する。訝しげな顔をされるのにも、もう慣れた（笑）。トッピングは、ささみカツ（※期間限定メニュー）と大好物のうずら卵フライ。そしてサイドメニューからサラダを2皿注文。サラダはツナ（魚）や卵など、足りない品目を意識してチョイスする。ところで最近、うずら卵フライがメニューから消えたらしい…これはかなりショック！

08 腹時計を持てば、不要な食事を防げる

食事と食事の間は6時間以上空ける！

我が家では、朝は家族4人、揃って食卓を囲む。僕の仕事柄、夕飯の時間までに家に帰れないので、この朝の家族団らんの時間を大事にしている。

しかし、食卓には座るが、僕は朝ごはんは食べない。ダイエットを始めるまでは家族と一緒に食べていたが、今は紅茶を飲むくらいだ。

なぜなら、その時間、僕はまだお腹が空いていないから。夜11時過ぎに夕食をとるため、減っていなくても不思議はない。しかし、今までは家族につられ、空腹でないにもかかわらず、当たり前のように一緒に食事をしていた。

ダイエットには、自分の時計をしっかり持つことが大事だ。そう、ちゃんと体の声を聞けば、食事を欲しているかどうかわかるはず。空腹でなければ食べる必要はない

——その簡単なことに、以前の僕は気がつかなかった。

とはいえ、前の晩は早めに食事をしたとか、量が少なかったなど、朝起きてお腹が空いていることもある。そんなときは納豆を食べることにしている。でも以前のように1食しっかり食べることはない。

和田式ダイエットの考え方でも、食事は一日2回でよく、食事と食事の間は6時間以上空けるのを基本としている（眠っている時間は含めない）。僕の場合は、夕食から朝食までの時間が6時間以内なので、朝食は抜いて昼食と夕食の2回にしたが、実際にやってみると食べ過ぎも防ぐことができた。

ダイエットをするなら「3食ちゃんととる」とか「朝からしっかり食べること」などと、よく言われる。それは間違いではないだろう。夜6時や7時に夕食をとる人は朝まで時間が経っているのだから、お腹も空くだろうし、勉強や仕事のためにも栄養補給が必要だ。でも、僕のように夜11時過ぎに食事をする人間は、食べたものがまだ消化し切っていないので、次の食事を朝6時半にとるのは早いのである。

「お腹が空く」感覚を大事に

昼食は、店のランチタイムの営業が終わった午後3時くらいに食べることが多い。前夜から食べていないので、その時間には、かなりお腹が減っている。しかし、**「お腹が減った」ということは、「燃焼されている」ということ。食べたものを全部使い切ったという、体からのサインだと受け止めている。**

なにより大事なのが「お腹が減ったら食べる、減っていなければ食べない」という感覚を持つこと。それには、自分に合った食事の時間をしっかりと見極めることがポイントになる。

現代人は「お腹が空いたから食べる」という、生き物が本能として持っているはずのサイクルを忘れているように思う。僕もかつてはそうだったし、それを不思議に思うこともなかった。

でも、日の出を合図に一日が始まり、畑仕事や狩猟でその日その日の食べものをまかなっていた昔の人は、時間を決めて食べたりせず、「お腹が空いたから食べる」というシンプルな行動をしていたのではないだろうか。そして、自分の腹時計を持っていたはずである。

今の時代は職場の昼休みが決まっているので、その間に食事を済ませなくてはいけない。周りが食事に出かけたり、弁当を食べているのを見て、「あ、俺も」と、お腹が空いた感覚もないのに食べている人も多いだろう。これはつらいところだ。もしも、ランチの時間をずらせるなら、そこをちゃんと意識して、昼食を遅らせるのもひとつの方法かもしれない。

また、食事だけでなくおやつの概念も、自分の生活スタイルに合わせて今一度見つめ直すのも重要だ。3時になったからといって甘いものを補給しなければいけないことはないし、レストランで食事したあとに必ずデザートを食べる決まりもないのだから。

時間だから食べる、人が食べているから食べる、という考えをやめると、おのずと不要な食事も防げる。

09 男たるもの、「俺、ダイエット中だから」と人前で言ってはいけない！

シェフという立場上、外食で残せない！

職業柄、知り合いのレストランをよく訪ねる。和食、フレンチ、イタリアン、中華……ワクワクしながらドアを叩く。そんなときは、おいしいものをしっかり食べたい。親しいシェフの店を訪ねたときには、おまかせで料理を出してもらうことも多い。相手は僕がダイエットしていることを知っているので、あえてこう言う。

「俺は出されたものは全部食うよ。だから、自信のある料理を出してくれ」

先日は、桝谷周一郎《ますやしゅういちろう》シェフがオーナーを務める「オステリア・ルッカ」を訪ねた。東京・広尾にあるおしゃれなイタリアン・レストランだ。

「周一郎君のおすすめのメニューを出してくれよ。俺、今週はイタリアンをあちこちで食べているんだけど、今日はその集大成。その上で周一郎君の自信のあるもの食わしてくれ」と言ったら、ペスカトーレと大山鶏のグリル、ミルフィールケーキが出てきた。もちろん、残さず完食。うまかった！

たとえダイエット中でも、僕は出されたものは全部食べる。

なぜか？　だって、そのシェフの料理を食べに行っているのに、出されたものを「これはパス、これも控えている」とのけていったら、僕をもてなしてくれたシェフにしてみれば「お前は何をしに来たんだ？」ってことになるだろう。

これは、自分が料理人だからとか、知り合いのお店だからという問題でもない。女性なら「ダイエット中だから、私の分も食べてくださ〜い」とかわいくお願いするのもありだろうけれど、男はいかがなものか。そう、**男たるもの、周りの人に気を使わせてはいけないのだ。**

食事はみんなで楽しく、ダイエットに周りを巻き込まない

「食事は楽しくいただく」
「ダイエットに周りを巻き込まない」

それが、僕のモットーだ。

特に店のスタッフや家族との食事、会食などでは、ダイエットの空気を出して周囲に気を遣わせてはいけないと思う。効率よくダイエットをするなら、本来は外食の機会は減らしたほうがいいし、周囲に宣言して協力してもらったほうが早い。でも、それでダイエットに成功したとしても、きっと、他の大切な何かを失う気がする。

「ダイエット中だから食べない」ではなく、「食べ方を考える」「食べ方を工夫することが重要だ。特に僕はシェフなので、料理を提供する側の人間が「食べない」という選択をするのはあり得ない。その選択は、僕の仕事、僕の生き方の「真逆」に位置しているのだから。

僕は店のスタッフと食事をすることが多いのだが、それは、仕事のあとにみんなで「おつかれさま」と言いながら、楽しい時間を過ごしたいという思いからだ。仕事をして、おいしいものを食べて、みんなでその時間を楽しむ。ここまでがワンセットで、そうでないならもっと仕事を絞るなど、楽な選択をとっくにしている。

僕は「お客様のために一生懸命料理を作って、働いた分のお金で自分の好きなおいしいものを腹いっぱい食べる」のが、仕事をする醍醐味であり、ひとつの理想だと思っている。そのときに僕が「俺はダイエット中だから炭水化物は食べないよ、デザートもやめておくわ」なんて言ったら、一緒にいる人はシラけてしまうだろう。そもそも、そんな人間を前にしたら、おいしい料理だって食べにくいに違いない。

僕がダイエットにトライしていることはスタッフも知っている。みんなで食事に行ったときに、僕があれこれ注文するものだから、「えー料理長、そんなに食べていいんですか？」とビックリしている。僕は「もちろんだよ、俺も食うから、みんなも遠慮なく食えよ」とニカッと笑う。そして、「量を減らさなくていいんですか？」「減らすわけねーだろ」というような会話が展開する。

食べるときは食べる。楽しむときは楽しむ。今日多めに食べてしまったなら、明日からしばらく我慢すればいい。1日で急にぶくぶくと太ったりはしない。食べ過ぎを1週間、10日間と続けたら、それは慢性化してしまうけれど、1日くらいならすぐに取り戻せる。

「今日は楽しく食べて、明日は控える」

長期戦でダイエットを進めるなら、食べ方にも心にもメリハリが必要だ。

男は見栄っ張り、だからストイックにならないこと

ダイエットに取り組むということは、少なからず周りに迷惑をかけるものだ。たとえば、みんなと同じものを食べなくなったり、特定の食品や会食を控えたり……。

それに、ある程度歳を重ね、社会的立場も上になってくると、自分に対して気を遣う人間も必然的に増えてくる。だから、できるだけ周囲に意識させないよう、こちらが気をつけて配慮しなければいけないと思う。

僕の都合でやっているダイエットに他の人を巻き込んではいけないし、楽しい食事の時間を台無しにするのは、食事が好きな僕の美学に反する。また、**ダイエット中だからといってコミュニケーションの場をシラけさせてしまっては、元も子もない。**

僕は人とのお付き合いも多い。やはりそこでは、相手と一緒にちゃんと食べて、楽しい時間を過ごす。そうしたら、翌日からは多品目の食事を意識し、炭水化物と甘いものを控えるように調整する。数日のスパンでバランスをとればいいと考えている。

20キロ痩せることがゴールではない。**痩せて、その先に何があるか？ どう目標を設定し、どんなふうに取り組むか、そこに至るまでに人間性が出るのだと思う。**何が

何でもとストイックに取り組んで、たとえ痩せた体を手に入れても、その過程で人間関係を失ったのでは取り返しがつかない。

男は基本的に見栄っ張りだから、対人関係も普通にこなしながらダイエットもこなしたい。ダイエットは秘密にこっそりすることでもないが、必要以上に声高く言うこともないと思う。「心技体」の言葉があるように、体が痩せても心がさざくれ立っていたら、まったく意味がない。そのためにも、ダイエットには心にゆとりを持つことが大切だ。

外食コラム その3

オステリア・ルッカ

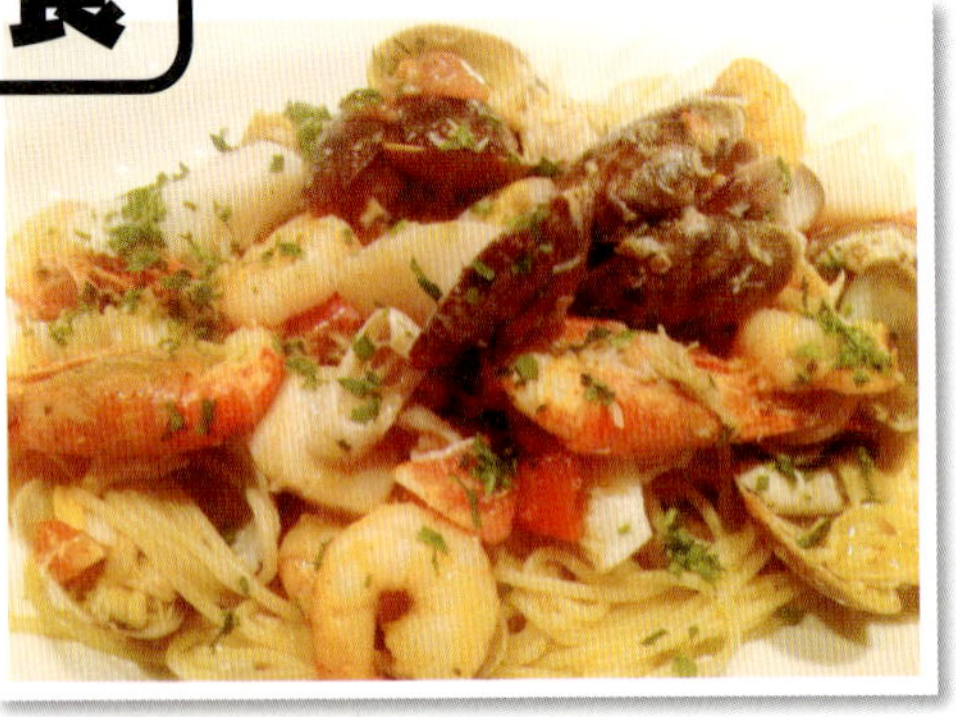

❖ジャンル：イタリアン　❖場所：東京・広尾
❖ＨＰ：http://www.osteria-lucca.com
❖写真：絶品のペスカトーレ。この日は他に大山鶏のグリルと、ミルフィーユケーキも

ダイエットで気づく、「実はパスタが大好きだった!」

イタリアンは使われる食材が多く、たくさんの品目がとりやすい。調理法や味付けもバラエティに富み、ダイエット中も楽しく食べられる。

僕がよく訪れるのが、桝谷周一郎シェフの「オステリア・ルッカ」。実は彼とはプライベートでも仲がよく、北陽の虻川《あぶかわ》美《み》穂《ほ》子《こ》さんと結婚された際には、披露宴で乾杯の挨拶をさせてもらった。

ダイエットを始めて炭水化物を口にする機会はグッと減ったが、それでも食べたくなるときには、「本当に食べたいもの」を厳選する。そして気づいたのが、自分が麺類ではパスタが最も好きだということ！

だから僕の場合、イタリアンに行くと決めたら「ダイエットはお休み」。この日も周一郎君自慢のペスカトーレをおいしくいただいて、大満足だった。

食べるときには食べて、その後しっかり控える。楽しくダイエットを続けるためにも、たまのパスタはやめられない。

Chapter 3

ダイエットで体も心もカッコよく、健康に

01 運動することは自分の体を見直すこと

スーツをカッコよく着こなしたい！

僕は今回、食事法をメインにダイエットに励んできたが、食事法だけでは理想的に痩せられないだろうことは、これまでのダイエットからも感じていた。

そこで、和田式ダイエットの運動プログラムも並行して取り組むことに決めた。

食事法だけでは、落としたい部分の贅肉を落とすことはできず、どうしてもバランスが悪くなってしまう。というのも、**食事を制限すると体に取り込まれる栄養が減って、体のどこかにその栄養がいき渡らなくなり、自分が痩せたくない部分の肉を落としてしまう可能性があるのだ。**それでは、せっかくダイエットしているのにどこが痩せるかわからず、まるで〝賭け〟ではないか。

和田式ダイエットでは、9品目をしっかりとることで体内の栄養バランスをととのえ、その食事法で少し体重が落ちたところで、痩せたい部分を鍛えると、栄養がちゃんとその部分に届くと教えている。

僕のダイエットの目的は、息子の受験の面接にビシッとカッコいいスーツ姿で行くこと。だから、ただ体重を落とせばいいというわけではない。

そこで2月の受験面接に向けて、和田さんに運動のプログラムを作ってもらい、それを実行した。最後のラストスパートでは、和田さんの「胸の上の贅肉を落としたほうがいい」という助言と的確な指導のもと、**肉を落とすところ、引き締めるところをコントロールしながら理想の体型を目指すことができた。**

肉が付きすぎて体が可動しない!?

始める前にまず確認されたのが、「生きていく上で長く使う筋肉を鍛えたいのか?」それとも「単発的にムキムキになりたいのか?」。もちろん僕の希望は前者。和田さんの考え方は僕には大いに刺激になり、ダイエットはスムーズに進んでいった。

ところが、ひとつ問題が起こった。筋肉の周りに脂肪がたくさん付いていると体の動きが悪く、本来鍛えたい筋肉が可動しない。僕はまさにその状態で、体操をしても残念ながら、すぐに効果は表れなかった。まずは、筋肉に付いた贅肉を動かして落とすところから始まった。

しかも、和田さんと体操をしていたら、「菰ちゃん、体カタイね〜。関節が全然まわってないよ」と言われてしまった。僕自身は、それまでは体がやわらかいほうだと思っていたのに。**やはり自分の体のこと、全然わかってなかったんだなぁ。**

スタート地点で足踏みしたものの、結果的にはこの体操が効果的に働き、僕の場合は胸の上部や肩の前の部分の肉を狙いどおりに落とすことができた。これは美容整形や脂肪吸引でも落とせない場所だという。この部分はあまり贅肉が付くイメージがないかもしれないが、実は付く。実際、痩せる前の僕はコックスーツの首周りが苦しかった。そして、この部分の贅肉が落ちたら、周りから「痩せたねー」とよく言われるようになった。これだけで、受ける印象がだいぶ違ったようだ。

僕自身が実感したのは、体操を始めてから1カ月が経った頃だっただろうか。ダイエットに限らないが、新しいことを始めるとすぐに効果を期待してしまう。でも焦らずにまず続けること。**日々目に見えて効果を感じなくても、今日やったことは必ず自**

分のためになっている。そう信じて続けるうちに、「あれ？　やり始める前に比べたら、やっぱり落ちたなぁ～」と実感できる日がようやく訪れた。

ちなみに、お腹の贅肉は比較的落ちやすかったが、腿はなかなか落ちなかった。腿も効果的に落とせる体操があるのかもしれない。今度、和田さんに聞いてみよう。

痩せたい部分を痩せられる？

ダイエットでは体重ばかりに気が行きがちだが、本来は人によって痩せたい部分というものがあるはずだ。実はこれを意識することがとても重要なのだと、今回のダイエットを通じて学んだ。というのも、**「痩せたいときに痩せる部分と、太っていくときに肉の付く部分は違う」**というのだ。つまり、ダイエットとリバウンドを繰り返すことで、体型はどんどん崩れてしまうのである。たとえば、体重を5キロ落として、そのあとに5キロ太ると、体重だけ見れば「元に戻った」だけかもしれないが、その「体型」は別人に変わってしまうのだ。

職場の部下たちもみんな痩せたいと言っているけれど、僕は「あまり中途半端にやらないほうがいいよ」と話すことにしている。自己流で食事コントロールをして偏ったダイエットをすると、ホルモンのバランスが崩れることもあるかもしれない。どうせやるのなら、ちょっと鍛えるくらいのほうがいい。若い彼らが気にするのは、まずお腹だ。お腹なら、腹筋を少し鍛えればひどく太ることはないし、運動をして痩せるほうがよっぽど体にいい。

食べものだけでコントロールしようとすると、結局は痩せたくない部分、女性なら胸の肉が落ちてしまったり、逆に太ってきたら胸に肉が付かずにお尻が大きくなってしまう。第一「胸がリバウンドした」なんて話は聞いたことがない。

お肉は付いてほしいところには付いてくれないものである。けれど、**贅肉を落としたい部分に運動で働きかけることはできる。**そちらを目指したほうが得策だろう。

02 入浴で肌の調子をととのえる

ダイエットした肌がシワになるのを防ぐ

食事法と運動プログラムのほかに、和田式ダイエットのひとつである入浴法も実践した。

一般的に、ダイエットで行われる入浴法には体を温めて代謝をよくしたり、汗をかくなどの効果を期待する場合が多いが、和田式の入浴法は「健康的に痩せるため」のケアのようなもので、**ダイエット中に失われがちな肌のハリやツヤを保つという考え方だ。**9品目の食事によって新しい皮膚を作る材料を体に備え、体操で皮下脂肪を燃焼させることで新しい肌を再生させる。そこでこの入浴法を実践すれば、古い角質が取り除かれ、新しい肌がスムーズに生まれるというものだ。

そのやり方は独特で、とにかく湯船に入ったり出たりを繰り返す。湯船から出るたびに体をパーツごとに石鹸で洗い、45分かけて丁寧に洗いあげることで古い角質を取り除いていく。そうすると、肉が落ちたことで肌がたるみやすくなったり、シワができたりするのを防ぐことができるという。

その後、タオルを使って体をこするのだが、このときにもポロポロと角質が落ちる。最後に水をかけて、体を引き締める。実践したのが寒い季節だったので、これには少々勇気が必要だった。でも、冷たいのは一瞬だけで、その後は体がポカポカしてくるのだ。2回目からは慣れたものだった。

1回の入浴に時間がかかるため、年末から1月にかけての一番忙しいときに実践するのは、正直きつかった。家庭内は独特の受験ムードが漂い、年明けからは、本命の志望校以外の「お試し受験」も始まっていた。しかし、そんな状態でもやるだけの価値があった。

正直、角質がこんなに出るとは、自分でもビックリだ。やるのとやらないとでは、特に肘や膝が全然違う。**以前は白く粉を吹いた状態だったが、今はツルツルだ。**最近では、つい他人の肘を見る癖がついてしまった。興味のある方は、ぜひ和田式ダイエットの本を参考に実践してもらいたい。

03 みるみる痩せて、ついにウエスト20センチダウン！

何度もベルトを詰めるという、想像していなかった快感

次男の受験本番を間近に控えた２０１３年初め。９月から始めたダイエットは、いよいよ最終章を迎え、この４～５カ月間で、僕の体は大きな変化を遂げた。当初は、「息子の受験に間に合うように、少しお腹をへこませたい」くらいの意識だったが、ところがどっこい、その変わりように自分が一番驚いている。

この頃には、**お腹がへこんでズボンのサイズが徐々に小さくなるのが面白くて、それがダイエットを続けるモチベーションになっていった。**なにしろダイエットを始める前の僕は、ウエスト１０５センチ。胸も、お腹周りも、お尻も、だいたい１００センチ。**現在は、ウエスト85センチをキープしている。自分でも驚きの20センチ減だ。**

ベルトを留める穴の位置が徐々に内側になって、ベルト自体を何度も切った。

「あー、またベルトを切らなきゃなんないなぁ」と、つい口元がゆるむ。そんな、思いがけない快感！

そして、それよりももっとうれしかったのは、人間ドックの検査結果だった。

体重を示す数字よりも、健康状態をはかる各項目の数値がよくなっていることが、本当にうれしかった。なにしろ、毎年医者に「痩せなさい、このままでは生活習慣病になって命にかかわる」と怒られていたのだから。しかも、若い女性の先生から、肝臓を油べったりの換気扇にたとえられ、「換気扇自体は何も悪くないのに、油がついていて回りづらくなっている。掃除をするのは自分しかいませんよね」と言われたのだ。

「この数値なら、もう指摘されずに済む、怒られなくていい！」

まるで子どもみたいだが（苦笑）、とにかく医者のお小言からは解放される。しかし、あらためて痛感するのは、医者は仕事とはいえ僕の健康を考えてアドバイスしてくれていたのに、当時の僕には「このままだと倒れるかもしれない」という危機感がまったくなかったこと。本当に申し訳なく思う。**こうして痩せてみると、今のほうが健康でよく動けて、毎日がさらに楽しい。**だから、この状態をキープしたいと思うし、ダイエットに成功したことが体型を維持する原動力にもなっている。

04 なんと！　男は痩せるとこんなに若返る!!

スッキリすれば若く見える。そして目もパッチリ!?

「なんだかスッキリしたね」「ずいぶんスリムになったみたい」「体が軽そう。調子よさそうだね」「顔色がいいね」

痩せ始めてからというもの、周りからはさまざまな反応があった。確かに体重が落ちるにつれて、僕自身も体が軽くなって、動きがかろやかになった。

といってもそれまで「体が重い」と感じていたわけではなかったが、痩せていくと本当に足元が軽く感じる。お腹周りの肉が落ちてズボンがゆるくなり、パツパツだったコックスーツの襟元にも余裕ができた。肩の前の部分から腕にかけての肉も削がれ、腕がぐるぐるとよく回るようになった。

さらに不思議なことが起こった。

「うう、足が痛い……足の裏も痛い。靴が合ってないのかな？　革がのびてしまったのかも」

そう思って新しい靴を買いに行くと、今まで自分が履いていたサイズがすべてゆるい。**なんと靴のサイズが0・5センチもサイズダウンしていたのだ。**どうやら足の甲部分にまで、いらぬ肉が付いていたらしい。それが落ちて、靴のサイズが変わったことには本当に驚いた。

そして、腕時計までゆるくなって、手首でぐるぐる回るようになった。これは、これまでの自分への戒めとして、詰めずにそのまま使っている。

全体として以前よりもスッキリしたことで、**「前よりも若く見える」とも言われるようになった。**自分でも姿勢がよくなり、歩くのが速くなって活動的になり、また顔色がよく、健康的になったことを感じる。

ただ、これまで自分では年相応の外見と思っていたが、実際には実年齢よりも老けて見られていたのかと思うと、正直いって少々複雑な気持ちではあった。

そういえば、意外だったのが「目がパッチリした」という言葉。

痩せて目がパッチリ？　「そんなの聞いたことないよ」と思い、鏡で自分の顔を見てみたが、やはりよくわからない。そこで、以前の写真や映像を見てみたところ……。なんと！　確かに今のほうが目がパッチリしているではないか！

これは、どうしたことか？　思い当たるのは、上まぶたの肉が削がれた、ということ。以前の僕の目は、まぶたがはれたような感じ。こんなところにムダな肉が付いていたとは……。これも「若く見える」ことと関係あるのかも、と思うのだった。

05 ダイエットは見た目が勝負！瘦せて肩こりもスッキリ

姿勢がよくなり猫背が解消、腰で立てばお腹も引っ込む

ダイエットを始めて、自分でも予想外だったことがある。それは**姿勢がよくなったこと、そして疲れにくくなったこと**だ。これらはダイエットの効果と考えている。

僕はもともと猫背で、両肩が前に向かって倒れている感じの姿勢だった。そのせいでスーツの上着も肩が前に出て、体のラインとジャケットが合っていなかった。ところが、週1回の体操と（おそらく）体重が減ったことで姿勢がよくなり、背中がスッとのびて、まっすぐに立てるようになった。そう、いわゆる「腰で立つ」という状態だ。今思い返すと、以前は立っているときに、どちらか一方の足に体重をかけていることが多かったが、今は自然に両足で安定して立っている。無意識に背中がまっすぐになっているのだろう。

裏を返せば、今までは「ちゃんと立っていなかった」ということ。今のほうが見た目も断然いい。スッと立つと、颯爽として気持ちまで変わるようだ。

試してみてもらいたいのだが、背中をのばして腰で立とうとすると、自然とお腹が引っ込む。逆にいうと、下腹部に力を入れないと背中は持ち上がらない。腰で立つことを意識してからは、腹筋と背筋がしっかりしてきた。贅肉が多いときには、なかなか腹筋や背筋を意識できなかったから、これは減量との相乗効果もあるに違いない。

ダイエット中でなくても、**見た目で損をするのは、実にもったいない話だ。**店のスタッフでも、ちょっと気を抜くと肩が落ちてだらんとした格好に見えてしまうことがある。だから、僕はスタッフにこう話している。

「もう少し背中を意識するといいよ。背中がしゃんとのびていたら雰囲気が全然違う。だら〜っと立っていたら、見た目で損をして、もったいないよ」

体型はすぐに変えられなくても、姿勢は意識して保つことができる。同じ体型なら、きれいに見えたほうがいいに決まっている。

また、今はちょっとした空き時間に筋力維持をはかっている。その場で立ったまま両足の親指に体重をかけて、背中をまっすぐに保ちながら前のめりになる姿勢を作るのだ。ちょうどスキージャンプのようなイメージ。そのときに内腿に力を入れるのでいい運動になるし、筋肉も鍛えられる。これは何分も続ける必要はなくて、ほんの数秒の動きだ。つまり、どんなに忙しくても、**ちょっとの心がけで、運動や筋肉強化のチャンスは作れるのである。**

コックスーツのサイズダウンで見た目が激変

料理人のシンボルであるコックスーツ。最も太っていたときは4Lの、しかも特注品を着ていた。ズボンのウエストは105センチ。これがサイズダウンできたら……とずっと思っていた。

体重が減ってからは、まずコックスーツのズボンがゆるくなってきた。男はベルトをする機会が多いから、ベルトでウエストサイズの変化がわかりやすいのだ。しかも、**ウエスト95センチのズボンにサイズダウンをした途端、何人もの人から「かなり痩せましたね」と声をかけられた。**痩せるのは徐々にだが、ズボンのサイズを落としたことでシルエットが明らかに変化したのだろう。こうやって人に褒められることは、さらなるやる気にもつながった。

一方で、「元気そうだけど……病気じゃないよね？」と念を押されることもあった。確かに、病気で痩せたことを周囲に気を遣って、「ダイエットに成功したんだよ」と隠す人もいる。記憶に新しいところでは、流通ジャーナリストの故・金子哲雄《かねこてつお》さんがそうだった（２０１２年死去）。ある程度の年齢を過ぎてから痩せると、健康のためだけでないこともあるし、そういった気遣いをされることも多い。だから、**大人のダイエットは極力「健康的」な見た目を維持する必要がある。**顔色、姿勢、肌のツヤなど、無理なダイエットを続ければ、それらが損なわれて不健康に見えることも多い。その点、僕の場合はむしろ顔色がよくなっていたので心配をされることも稀だったが、それでも、そのくらい目に見えて痩せたということなのだろう。

僕としては、病気どころか、むしろ健康的になって疲れにくくなった。以前は月２～３回、肩こりを和らげるためマッサージに通っていて、ひどいときは肩・首・目まで疲れが出ていた。しかし、今ではもうそんなことはなく、マッサージにはリラックスを目的に半年に1回行く程度だ。痩せて姿勢がよくなったことが肩こり解消につながったかもしれないし、なによりこまめに体を動かしているのがいいのだと思う。

06 ついに愛息の受験本番！目的がはっきりしたから痩せられた

新調したスーツで挑んだ両親面接

ついに2月。次男の受験本番がやって来た。

受験当日は次男と妻と僕の3人で学校に赴き、次男は筆記試験と面接、僕ら夫婦は両親面接に挑んだ。

この日、僕の体重は88キロ。105キロのときから、この時点で17キロの減量に成功していた。自分では90キロの壁を越えたので気分的にもスッキリ。**この日のためにスーツを新調し、バシッと決めて出かけた。**体重は結構あるけれど、自分が想像していたよりもカッコよく痩せることができた。胸の上の贅肉を落とすという和田さんの最終調整が功を奏し、さらにスーツを着ることで体がキュッと締まって見える気がした。**初対面の人には、「デブ」ではなく「ガッチリ」体型と認識してもらえただろう。**

もし「親が太っていると受験にマイナス」の話が本当であれば、僕は該当しなかったと自負している。

親の控え室では、面接の練習で作ったメモを片手に、直前まで頭の中で問答のシミュレーションを繰り返した。

いよいよ、係の人に呼ばれて面接会場に入ったのだが、何を質問されたのか、実は緊張で内容をよく覚えていない。一応ちゃんと答えることはできたので、事前の練習は役立ったようだ。

そして、受験の結果は……2校ともに見事合格！　息子よ、本当によく頑張った！

独特の緊張感から解放されてホッとしたとき、ふと思ったのが、「親の体型が影響するというのは、実は迷信だったんじゃないの？」ということ。これは合格したから言えることで、今となってはどちらでもいいのだが。息子の受験に微力ながら貢献できたのは親としては幸せなことだし、なにより健康も手に入れることができた。ダイエットの成功は、息子のおかげでもある。ただ、息子も妻も受験で忙しく、僕が痩せたことには、まったく関心がなかったようだった（苦笑）。

ブカブカになった洋服はどんどん処分する

減量に成功し体型が変化して、それまで着ていた洋服はスーツ以外もすべてブカブカになってしまった。

そこで、ゆるくなった洋服は手元に置かず、すべて人にあげて買い替えることにした。このときサイズダウンした洋服も、また次第にゆるくなってしまい、現在は2回目の洋服の入れ替えを終えたところだ。

新たなサイズの洋服に入れ替えるときには、前の大きな洋服を手放すことにしている。「また太ったときのために」と手元に残しておいたのではダメだろう。「もう前の体型に戻ることはない」と思って、いさぎよく手放す。言ってみれば、これは昔のカッコ悪かった自分とのサヨナラの儀式でもある。

太るときに使う洋服代と痩せたあとで使う洋服代、同じ「服を買う」という行為でも、その気持ちはまったく違う。そして、服を買うことがうれしくなる。ズボンに関しては、特にそうだ。

洋服の入れ替え途中、2月でまだ寒かったときには、前の服と新しい服の両方を着ていた時期がある。しかし、前の服は明らかに大きくて、特にズボンがゆるくなっていた。余ったウエスト部分を折り返して、ベルトを通して着ていたのだが、そうしないとズボンが下に落ちるほどだった。

痩せてもしばらくは大きなズボンを履いていたが、やっとサイズダウンを解禁にしたところ、周りから「痩せたね」と声をかけられるようになったのだから不思議なものである。**スリムに見えるには、洋服選びも大事だということらしい。**

息子の受験が終わった段階では、ウエストは95センチくらい。「せっかくここまで来たら、太るのはもったいないな」という気になっていた。過去にもいろいろダイエットをしてきたが、「もったいない」と思ったのは、これが初めてだった。

07 体重減よりも健康維持、周囲との関係を重視

ダイエットは痩せたその先にあるイメージを達成すること

僕は、あまり体重を計らない。ダイエット中も体重計にのる回数は少なく、実際にいつどれくらい痩せたか、細かい数字は自分でも把握していなかった。というのも、「痩せよう」と気合いが入っているときに体重計にのって、少しでも体重が増えているると、ものすごくショックだからだ。「これだけ頑張ったのに、なんで増えてるの？」と悲しくなってしまう。

逆に、特に何かしたわけではないのに、意外に体重が減っているときもある。自分でも何がよかったのかわからない。理由がはっきりしないことをあれこれ考えても仕方ないし、**体重計の数字に一喜一憂していると、「体重を落とすこと」だけが目的になってしまう。でも本来は違うはずだ。**それを見失っては、痩せる意味がない。

すぐに結果を求めないこと。これは、ダイエットにおいて重要なことだ。ダイエットを成功させるには、「細く、長く」のつもりでやるのがいい。いきなりヘビーなメニューを自分に課せば、無理がたたって結局早いうちに終わりが来てしまう。短期決戦で「1カ月○キロ減！」というやり方は、体に負担をかけてしまう可能性も高い。

また、たとえ1カ月後に痩せることに成功したとしても、その状態をその後も維持したいなら、やはり続けられる方法でないと難しいだろう。「1カ月後に痩せる」ことだけが目的ならいいが、**どうせ取り組むなら2カ月後だって1年後だって痩せていたいはずだ。痩せたあと、それをどう保つかということまで考えないと、結局はリバウンドを招くことになる。**そしてかつての僕のように、ダイエットとリバウンドを繰り返して、どんどん大きな体になってしまう。

健康診断では「いつもの自分」をみてもらう

自分を知る手段として、体重計よりもはっきりさせられるものがある。健康診断だ。身長、体重の他に、体のあらゆる状態が、すべて数値で示される。

健康診断の重要性はよくわかっているが、これもまた、僕はあまり乗り気になれなかった。でも、いくら気が乗らなくても、やはり40歳を過ぎたら受けるべきだろうとは思っている。僕の場合、パティシエの鎧塚俊彦さんの奥様・川島なお美さんに説得されて、しぶしぶながら行くようになったが、実際に数値を目の当たりにすると、やはり受けてよかったなと思う。

でもかつてはその数値を見るのが憂鬱で、健診の前になると数日間食事を控えたり、とってつけたようにランニングを始めたりもしたものだ。少しでも「いい成績を残す」ための健診ダイエット。でも、**自然な状態を検査してもらわなければ意味がないと、最近つくづく思う。**もっとも、一時的に体重の数字は操作できても、健康を表す数値はごまかせなかった。やはり無駄な抵抗をせず、今の自分の体を知るきっかけに、健康診断を受けるのが一番だ。

ところで、僕の人間ドックの予約は、いまだに毎年、川島さんがしてくれている。2人で一緒に予約を入れればキャンセルしづらい、という奥様の知恵かもしれない。1人なら受診しないで逃げちゃうご主人も、僕が一緒だったら逃げるわけにいかないからだ。実際、僕らが連れ立って健診を受けることで、お互いの健康管理に役立っているのだから、奥様には感謝しなければならない。

ダイエットを始めるときも、1人ではくじけて挫折してしまいそうな場合、家族や友人など仲間とともにやるのもいい手かもしれない。自分が見つけた工夫や、料理についての情報交換すれば、メニューやレパートリーも広がる。

女性の場合は、「○○さんのように細くなりたい」と仮想の目標を作って、ダイエットに励むと聞いた。男性なら「あいつよりカッコよくなってやる」という感じだろうか。このときも、ただ単に体重を落とすのではなく、「活動的に仕事をする」「足取り軽くゴルフを楽しむ」というような具体的なイメージを持つといいと思う。

僕で言えば、「みんなで楽しく食事をして心豊かに過ごす。仕事と人生を楽しむ」。そのために、健康な体を維持するのが僕のダイエットの目的だ。

ダイエットは、結局は痩せたその先にあるイメージを達成するということなのだ。

08 健康診断で数値が劇的に変化、メタボを脱出！

3年前と3年後で、まるで別人のような健診結果！

体重が100キロを超えていたときの人間ドックの検査結果と、3年後の同じ検査結果が手元にある。

■2010年8月（41歳）
体重　100・2kg　身長　173・3cm【標準体重　66・1kg】
腹囲　103・0cm【保健指導判定値　85cm以上】
BMI　33・4【保健指導判定値　BMI 25以上】
〈メタボリックシンドローム判定〉メタボリックシンドローム基準に該当します。

■2013年8月（44歳）

体重　85・0㎏　身長　173・1㎝【標準体重　65・9㎏】

腹囲　93・5㎝【保健指導判定値　85㎝以上】

BMI　28・4【保健指導判定値　BMI 25以上】

〈メタボリックシンドローム判定〉　メタボリックシンドロームに該当しません。

実は本書の巻頭に、この2つの健診結果の詳細を載せている。非常にプライベートなものではあるが、実態を包み隠さずお見せしたいので、病院からいただいたものをそのまま載せた。体重、腹囲、BMI、メタボリックシンドローム判定の他にも、血圧、糖代謝異常、脂質異常など、ぜひ僕の成果を確認してもらえたらと思う。

ダイエットを始めて健康になったことは実感していたが、実際に改善した数値を目の当たりにすると、その喜びはひとしおだ。しかも、ステップ4から目線を下にずらして、最後の最後、「メタボリックシンドロームに該当しません」という一文を目にしたときには、嬉しさを通り越して、感動した。腹囲はメタボの診断基準にひっかかる数字だが、まあまあ、全体的には合格ラインだろう。

危険ゾーンから脱出！　体重84キロでも「メタボ」じゃない

体重が100キロを超えていた41歳のときの僕は、健康に問題がある、いわば危険ゾーンに突入していた。

しかし、**この3年間で体重は15キロ減（健診ダイエット後の数字なので、実際にはもっとあったはず）、血圧は正常に戻り、メタボも脱出した。**

また、「汚れた換気扇」と言われた肝機能の数値は、保健指導判定値を大きく下回った。若干気になるのはコレステロール値くらいで、あとは問題なし。

食事をはじめとした生活の見直しで、ここまで数値が改善したことに自分でも驚いた。つらいダイエットをした感覚はまったくなく、むしろ楽しんでやっていたのだから。

そして、**体重が85キロ、お腹周りが93センチあるにもかかわらず、メタボリックシンドロームに該当しないことも意外だった。メタボは体重や胴囲だけで判断されるものではないのだ。**

逆に言えば、「どうして僕は、こんなに重たいのだ？」という思いもある。一体何が詰まっているんだろう？　贅肉でないとしたら筋肉と考えていいのだろうか。身長から換算すると、まだ標準体重より約20キロも多いのだから。

ただし、この標準体重は、少々というか、かなり痩せている気もする。周りの人を見渡しても、身長１７３センチで体重66キロでは、僕らの年齢では痩せ型の体型ではないだろうか。

肉の中身はさておき、検査結果については、無理なくバランスよく食べ、適度に動いているから数値が改善したのだと自分では解釈している。その結果、特に血圧を下げる努力をしたわけではないのに、血圧も下がって正常値に落ち着いた。

多品目の食生活を中心にダイエットに取り組んだことで健康的な体を手に入れたということだ。

09 大人のダイエットは、多少お金をかけて工夫を

ダイエットを遊びのひとつにする

特に既婚男性は、お小遣いをなんとかやりくりするために、ランチを牛丼1杯、ラーメン1杯で済まそうと考えることが多いかもしれない。でも、高脂肪、高カロリーのこれらのメニューを食べ続けると、健康な体から遠ざかってしまう。一方、1回の食事で多くの品目をとろうとすれば、外食や弁当で品数を増やしたり、単品の組み合わせで、少し割高になってしまうこともある。こんなときに**「100円がもったいない」と思っている間は、実はなかなか痩せにくいのである。**

「でも……」と思った人は、ちょっと考えてみてほしい。スマホのゲームなどに、数百円単位でお金を使っていないだろうか？　それを控えてランチを工夫すれば、健康にもよくて一石二鳥だ。そして、スマホゲームを控えた分、食事やダイエットをゲー

ム感覚で楽しんだらいいと思う。趣味でもギャンブルでも、何かをしようとすれば、当然ながらお金がかかる。だったら、ダイエットもそうした遊びのひとつと考えるのだ。**「遊びに投資する」という感覚でダイエットをやってみる。**ギャンブルで健康になったという話は聞かないが、ダイエットという遊びは、健康にもいい影響を与えるだろう。牛丼やラーメンなどの食生活を続けていると、たとえばあと10年もすれば、糖尿病などの生活習慣病のリスクが高まるかもしれない。そのときに医療費をかけるよりも、予防として今日１００円を使うと考えれば、なんら高いことはない。

やはり、太り過ぎは病気のリスクが高い。店にいらっしゃるお客様を見ていると、太っている方は食事の前後に薬を飲まれていることが多い。糖尿病や高血圧の薬か、また栄養分を体内に取り入れないようにする薬もあるという。薬はもちろん必要だと思うが、自分の食べたものでコントロールすることが最も自然で、理想的な形ではないだろうか。病気になる前ならば、予防できるのだから。

カラオケやボーリングに行くのと同じような感覚でダイエットを楽しむことが大事だ。**お金はかかるけれど、その先には〝健康〟という、お金では買えない素晴らしい喜びが待っている。**

外食コラム その4

しゃぶしゃぶ温野菜 五反田店

❖ジャンル：鍋 ❖場所：日本全国
❖ＨＰ：http://www.onyasai.com
❖写真：好物の豚肉と山盛り野菜をお気に入りのだしで。この量を1人で完食！

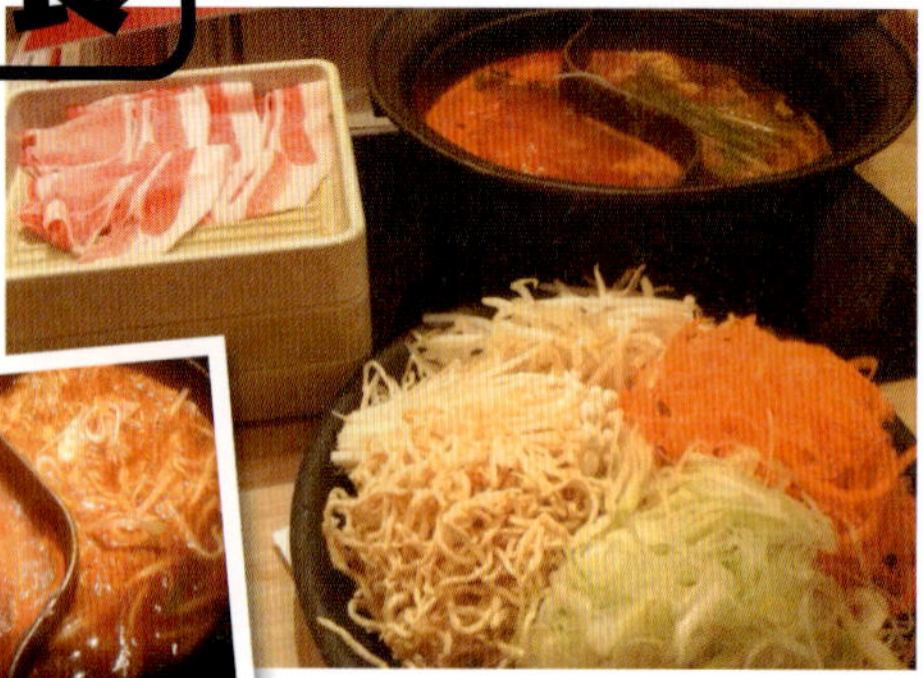

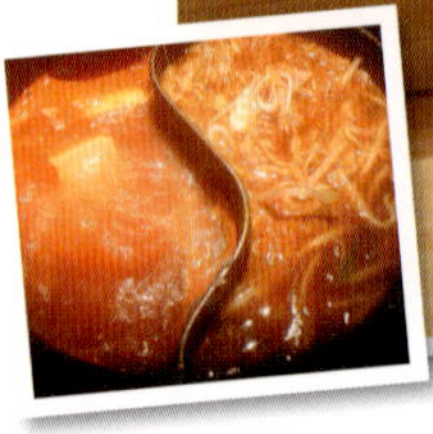

野菜と豚肉たっぷりで気分もヘルシー

ここは肉も野菜も存分に食べられる、食べ放題で知られるしゃぶしゃぶのチェーン店。8種類のだしから、好みで2種類を選べる。僕の好みは、「完熟トマトだし」と「四川風旨辛火鍋だし（3辛）」だ。

豚肉が好きな僕がよく注文するのは「赤城もち豚食べ放題コース」。豚カルビや豚ロース、鶏モモ肉などの肉と、野菜や前菜をたっぷり食べられるコースで、前菜には塩キャベツや枝豆、韓国のりなどが揃い、鍋に入れる野菜も豊富。他にも麺のように長い干し糸豆富や緑豆春雨など、具材もバラエティ豊かだ。

シメに雑炊や麺類を加えることもできるが、ダイエット中なのでこれは我慢。デザートもパス。それでも、最初からそのつもりで肉と野菜をたっぷり食べるので、物足りないとは感じない。

大勢で行っても楽しめ、なにより価格がリーズナブル。「肉も野菜もたくさん食べたい!」というときに、よく利用している。

Chapter 4

ダイエットはゲーム！楽しくクリアするための俺流攻略術

01 大好きなものは、諦めない！減量中もトンカツを愛し続ける

ご飯の代わりにキャベツをたっぷり

「一番好きな食べものは？」と訊かれたら、僕は迷わず「トンカツ！」と答える。昔からトンカツが大好きで、ｉＰａｄの立ち上げ画面をトンカツの写真にしているほどだ。よく行くお店は東京・目黒の「とんかつ とんき」や洋食屋の老舗「赤坂 津つ井」、近所の「レストランなか」。これらのトンカツは毎日でも食べたい。**もちろん、肉はロースをチョイスする。**

ダイエット中でも好きなものは我慢しない。その筆頭がトンカツだ。やめられないのはわかっているし（笑）、そもそも好きなものを我慢すると、その反動であるとき大爆発！となってしまう危険がある。そう、今までのダイエットでもそうだった。

では、大好きなトンカツを食べ続けるためにどうしたらいいか？

まず、**ご飯を食べないでキャベツを2回おかわりし、お腹を野菜で満たす。**

セットの味噌汁も満腹感を得るために重要だ。でも味噌汁は、野菜はとれても貝や海藻類はなかなかとれない。そこで、お得意のインスタント味噌汁の「具」を投入。シジミなどの貝の他にも、ワカメが入っていれば海藻もとれる。

トンカツに含まれる品目は、「肉」の他に衣に入っている「卵」、揚げ「油」の3つ。キャベツで「野菜」を食べ、味噌汁に「貝」と「海藻」を入れて、これで6品目になる。味噌汁の味噌も「豆」としてカウントできるが、豆腐が入っていたらなおいい。これで7品目だ。

ここで「目標の9品目に届かない」ことを嘆いてはいけない。むしろ、「炭水化物を食べないでキャベツでお腹を満たした、よく頑張った」と自分を褒めてやる。そもそも普通にトンカツとキャベツだけを食べていたら4品目しかとれないのに、貝と海藻を入れたことで2品目も足せたのだ。上出来である。

できないことを気にするよりも、できることに目を向けて、自分なりに工夫することがダイエットを長続きさせるためのコツである。

02 一日働いた自分へのご褒美、夜の食事ボリュームは落とさない

ステーキを食べてこその人生だ！

ダイエットでは「夜遅くにたくさん食べない」というのが定石だ。しかし、僕は店の営業が終わってから夕食をとるので、いつも夜11時過ぎになってしまう。その上「量を減らす」ことができない。ときには五反田にある人気の黒毛和牛専門店「ミート矢澤」に行って、４００グラムのステーキを食べることもある。そんなときには、ご飯は控えてサラダをたっぷり食べ、サイドメニューで品目の数を意識する。

焼き肉に行ったときには、タレを少なめにして（たくさんつけるとご飯が食べたくなるので）、ご飯の代わりにサンチュをもらう。お腹いっぱいになるまで食べても野菜の量が多いので思ったほど肉を食べずに済み、罪悪感を抱かずにいられる。

ダイエットを始める以前は周りの人たちから、ダイエットを始めてからは和田さん

からも、「夜の食事のボリュームを減らしなさい」とたびたび言われていた。確かに、痩せるためには、そうしたほうがいいのだろう。でも僕は、**一日の終わりは好きなものを食べて、自分を労《ねぎら》ってから家に帰りたい。それが「明日もまた頑張るぞ」という意欲につながるからだ。**夜の食事は、いわば一日頑張った自分へのご褒美だ。それがなくなってしまうと、一体なんのために働いているのかわからない。

こうした生活スタイルすべてを変えてまでダイエットするのは、自分の流儀ではないと思っている。夜のボリュームを控えてダイエットに励むのも、夜はしっかり食べて他で頑張るのも、それぞれ個人の価値観だ。

僕のダイエットのきっかけは、息子の受験だった。両親面接で印象よく見られるよう、それまでになんとかお腹をへこませないと、という、どちらかというと義務感や責任感で取り組み始めたところもあった。でも、今は違う。**ズボンのサイズが小さくなっていくのが面白くて、むしろ積極的に自分の体と向き合っている。**義務ではないので、無理はしない。それでも、105センチあったウエストは、徐々に締まっていって、今では85センチだ。

自分の価値観が間違っていないことは、なによりこの結果が証明してくれている。

03 外食チェーン店での食べ方にひと工夫

牛丼が食べたくなったら、具だけをテイクアウト

ダイエットを始めてから特に気をつけているのは、「丼もので食事を済ませない」ということ。ご飯とおかずが別々になった定食を選ぶか、どうしても難しいときは、ご飯をちょっと残して、代わりにサラダを食べている。

中でも牛丼は注意が必要だ。上の具の味が濃く、タレがしみ込んだご飯もおいしいので、つい食べ過ぎてしまう。

今はあまり牛丼屋に行かなくなった僕だが、この味がどうしても食べたくなるときがある。そんなときは、たまに自分のレストランのまかないで牛丼を作る。でも、もちろんご飯を食べるわけにいかない。そこで、僕は**ご飯の代わりに豆腐を温めて、その上に牛丼の具を乗せて食べることにしている。**ご飯を豆腐に代えても、味は牛丼！

「どうしても牛丼が食べたい」という日には、牛丼屋で具だけをテイクアウトして、こういう食べ方もできるだろう。

松屋で、あえて「ハンバーグ」を注文

先日、久々に松屋に入った。といっても、注文したのはデミたまハンバーグ定食。そして、味噌汁は豚汁に変更し、サイドメニューからサラダ2品と冷や奴を選び、セットのご飯は断った。ご飯はなくても、全体量があるので物足りなさは感じない。目玉焼きがのったハンバーグ（肉、卵、油脂）、豚汁（肉、野菜）、カツオ節が添えられた冷や奴（豆、魚）、サラダ（野菜）で6品目をクリア。目標の9品目は揃わなかったが、単に牛丼を食べたのでは6品目もとれなかったし、ご飯も食べなかったから今日はこれでOK。お腹も満たされた上、罪悪感もないから心も満たされる。

牛丼屋は、意外にサイドメニューが充実している。おかずの他に、卵やサラダ、納豆、のりやチーズ、カツオ節がかかったメニューなどを選べば、「肉」、「野菜」、「卵」、「豆」、「油脂」、「海藻」、「乳製品」、「魚」などの品目もとれる。

大人のダイエットは「お金をかけてなんぼ」なところがある。丼ものは手軽に食べられて値段も安いが、それだけに上にのった具の分量も少なく、その下に潜んだ丼いっぱいのご飯を食べることになる。メニュー選びにひと手間かけ、100円、200円をプラスして皿の数を増やせば、通い慣れたチェーン店でも十分に多品目の食事を実践できるのだ。

ところで、このときの僕は、ハンバーグは単品がなく定食だけだと思っていた。そのため定食を頼んだのだが、実は単品でも注文できるらしい。あとで「差額が出たから」とちょっと返金してくれた。次は単品メニューを組み合わせて、もっと上手に9品目を目指そうと思っている。

ココイチでは、ご飯を減らしてトッピングを追加

牛丼屋やラーメン屋と並んで男性に人気なのが、カレーチェーン店のココイチ（「CoCo壱番屋」）だろう。ランチタイムにサラリーマンが並んでいるのをよく見かける。僕もカレーは超大好きで、1週間食べ続けても飽きない。しかし、ルーに小麦粉が使

われているし、油も溶け込んでいるので、カロリーが高い。ご飯も食べたくなる。カレーの上に名物の手仕込とん勝つ（※期間限定メニュー）をのせて、うずら卵フライ（※２０１３年８月に取扱終了）をトッピング。辛さは２辛。それが、欲望のままに選んでいたときの、ココイチでの僕の鉄板メニューだった。しかし、今はそんなことはしていない。カレーを食べようと思ったら、どこかで工夫が必要だ。

やはり、まずはご飯を減らすことだろう。ココイチでは、基本価格で盛られるご飯の量は３００グラム。２００グラムから１００グラム単位で増量でき（２００グラムは50円引き）、ルーもご飯の量によって増える。そのほかに、ご飯１５０グラムの「ハーフサイズカレー」もある。

僕はご飯の量は減らしてもルーの量は減らしたくないので、基本価格で注文して「ご飯を１００グラムにしてください」とお願いしている。これは、店舗によっては応じてくれないところもあるかもしれないが、僕が利用した店舗では聞き入れてくれた。ちょっともったいない気もするが、ダイエットのためだから仕方ない。もししてもらえなかったら、ハーフサイズカレーを注文する手もある。

「ご飯を１００グラムにしてください」と注文すると、店員さんは一様に、「それで大丈夫ですか？」と聞いてくる。そりゃそうだ。カレーを食べに来てご飯がいらないって、普通はないだろう。しかも、言っているのは図体の大きい男である。

でも、それは気にせずにトッピングを注文。以前はトンカツにしていたけれど、ささみカツ（※期間限定メニュー）にする。カレーで油をとり過ぎてしまうので、この部分は少し我慢だ。そして、うずら卵フライをチョイス。これは大好物なのでダイエット中もマストで注文していたが、最近メニューからなくなってしまったらしい。残念だ。ご飯が少ない分はサラダを2皿注文して、お腹を満たす。

これで、「肉」、「野菜」、「卵」、「油脂」はとれた。サラダをツナサラダにすれば、「魚」もクリア。納豆を頼めば、「豆」もクリアできる。チーズをトッピングすれば、「乳製品」もとれる。目標の9品目すべてをとるのは大変だけど、「制限のある中でも7品目とれた」と思えばいいのだ。

ダイエットを続けるには、少しずつでいいから自分で工夫することが大事だと思う。

「食べない」という選択は簡単だけど、健康のために取り組むダイエットは、ちゃんと食べてこそ。それに、「ダイエット中でも好きなものはしっかり食べているんだ」と言えるのは、なかなかカッコいいじゃないか。

04 外食でのメニュー選び

多品目の食事なら、韓国料理や中華料理

多品目を意識するなら、まずおすすめなのが中華料理や韓国料理だ。肉や魚、野菜が豊富に使われ、貝や海藻もよくメニューに登場するからだ。

ダイエット中に僕がよく食べていたメニューに、スンドゥブチゲがある。韓国家庭料理の「チェゴヤ」には、仕事帰りによく足を運んだ。

スンドゥブは、肉や魚のだしのスープに豆腐や卵、アサリなどが入っている。「肉」、「魚」、「貝」、「豆（豆腐）」、「卵」、「野菜」がとれ、これに「乳製品」であるチーズをトッピングするのがお決まり。スープが熱い上に唐辛子の発汗作用で、体がすごく温まる。汗をかきながら、フーフーいって食べたのを思い出す。

当然豚肉も食べたいので、サムギョプサルもオーダーし、豚の三枚肉の焼き肉に青

唐辛子とニンニク、ネギを和えたものをつけ、僕はこれをサンチュとエゴマの葉に巻いて食べていた。量をたっぷり食べるので、ご飯がなくても満足できる。そして、炭水化物をとらないで済むので、夜遅い時間の食事でも安心して食せる。

韓国料理は野菜も多く、品目がたくさんとれるので特におすすめだ。もちろん僕が専門とする中華料理も、肉や魚、野菜、貝などをふんだんに使うので目標の9品目をとりやすい。

「しゃぶしゃぶ温野菜」はダイエッターの強い味方

日本の料理にも、一度にたくさんの品目をとれる優れたメニューがある。鍋ものだ。僕がよく利用したのは「しゃぶしゃぶ温野菜」。文字通り、野菜がたっぷり食べられるのがウリのしゃぶしゃぶのチェーン店で、特に女性に人気だが、男女関係なくダイエッターの強い味方になってくれる。

野菜は温めるとかさが減り、肉と一緒に野菜をたくさん食べることで、炭水化物がなくてもお腹いっぱいになる。僕は豚肉が好きなので、ここでもネギと一緒に豚肉をガンガン食べる。お腹を満たしているのは大半が野菜なので、たくさん食べても胃がもたれないのがうれしい。

もちろん、シメの麺類やご飯はNGだ。でも、好きなだけ肉を頬張ったあとなので、物足りなさを感じたことは今までない。そんなわけで、ここは最近の外食ではイチ押し。ちなみに鍋のだしは2つ選べるが、完熟トマトだしと四川風旨辛火鍋だし（3辛）が僕の鉄板メニューだ。

肉や魚介類がとりやすいイタリアン

実はもうひとつ、僕がよく食べていたのがイタリアンだ。

イタリアンも肉、魚、野菜、そして貝の種類が多く、オリーブオイル（油脂）やチーズ（乳製品）も頻繁に使う。また、さまざまな魚介類や海藻を使うカルパッチョやアクアパッツァなどのメニュー、そしてソテーやサラダ、マリネなど、料理方法も多彩だ。

オリーブオイルやバルサミコ酢を用いたソースやドレッシング、またバジルやローズマリー、ディル、フェンネルといった香草が味のバリエーションを広げ、風味豊かでも決して味付けは濃くない。

メニューが豊富なので、一度の食事でたくさんの品目が揃うことも多い。

パスタは炭水化物なので控えているが、少量ならば、たまのイベントとして自分に許してしまう。もっとも、多くの品目をしっかりとっていれば、パスタの食べ過ぎも防げる。

そう、炭水化物を控えるダイエットを続けて最近気づいたのだが、**僕は麺類の中ではパスタが一番好きみたいだ。ラーメンやうどんは我慢できても、パスタは食べたくなってしまう。だから、食事会などで炭水化物をとる理由ができたときには、絶対においしいパスタを食べたいと思う。**

その分、お店選びはどうしても慎重になるのだが、どのお店にしようか、どんなパスタを食べようかと悩むのも、また楽しいものだ。

05 弁当1個より、惣菜を数種組み合わせる

弁当は幕の内を、調味料は加減しながら

弁当は、冷めても味が落ちないように、やや濃い味付けになっていることが多い。そのため、ついご飯が進んでしまう。僕も時間がないときは、駅の売店や新幹線の中で弁当を買うことがあるが、やはり味が濃いめだと、ご飯を食べずにはいられない。

弁当でも注意したいのが、やはりご飯の上に濃い味付けのおかずがのったもの。ご飯スペースとは別に、何種類かのおかずがきれいに並べられた、いわゆる**幕の内弁当のほうがたくさんの品目をとりやすいし、ご飯の量も調節できる。**

弁当に付いている調味料にも気をつけたい。小さなビニール袋に入っているしょうゆやソースは、全部かけないこと。一番多く使う人に合わせた量なので、本来は半分の量でも十分だ。全部かけてしまうとおかずの味が濃くなってしまう。すると、また

またご飯が欲しくなってしまう。

僕は、出張の際などに新幹線で食事を済ますときは、**駅で弁当を1個買うのではなく、ちょっと早く出てデパ地下に寄り、自分が食べたいものを買ってから駅に行くようにしている。**

選ぶのは、だいたいサラダと肉料理、あとはネバネバオクラや卵の花、ひじきなどの総菜。目標の9品目すべてをとれないにしても、「あ、海藻をとっておこう。卵はこのサラダに入っているな」と、気をつけることができる。もっと気にするときは、ポケットにシジミの味噌汁の具を入れておいて、サラダにトッピングする。**これはもう、完全にゲーム感覚だ。**

周りのペースに合わせずに、時間をかけて食べる

新幹線に乗ると、周りのサラリーマンはみな、座席に着いた途端に弁当を広げて、さっさと平らげてしまう。その後は眠る人もいれば、パソコンを開いて仕事をする人もいる。日本のサラリーマンは、つくづく時間に追われているんだなと思わされる。

そんな周囲のペースにつられ、ついこちらも急いで食べなきゃと思ってしまうが、**特に急いでいないなら、食事はなるべく時間をかけて、ゆっくり食べたほうがいい。**

弁当にじっと向き合っているとすぐに食べ終わってしまうので、窓の外の景色を眺めたり、新聞を読んだりしながら、とにかく時間をかけて、よく噛んで食べること。僕も以前はしなかったけれど、最近はiPadを見ながら食べることもある。いわば、早食いを抑えるための「だらだら食い」だ。

早食いすると、脳が満腹だと感じる前に食べ終わってしまう。そのため、十分に食べているにもかかわらず、物足りなくて「もっと食べたい」と思うのだ。時間をかけて食べたほうが食べ過ぎを防げる。

陳さんからのありがたい弁当!?

先日、大阪で、僕の母校でもある辻調理師専門学校の授業があり、2日間の出張のあと、名古屋から陳建一オーナーと合流して東京に戻った。

陳さんは「俺は弁当を買ったから、お前も買ってから来いよ」と。ちょっと時間があったので、名古屋のデパ地下に寄って、ひと口ヒレカツ2個、チーズのササミ揚げを1個、そしてサラダを求めて「アールエフワン」に行き、エビマヨと卵がのったものと、ジャコの入ったものを選び、我ながら上手に目標の9品目を達成させた。

結構ボリュームがあったため、**陳さんに「こんなに食べるのか?」と冷やかされたが、9品目をとってご飯を食べなかったので、この日のメニューは完璧。**最近ではこうやって、本当に楽しみながら、ダイエットができている。

ところで、僕がダイエットしているのを知った陳さんが、弁当を作ってくれたことがあった。「お前の体に悪い、俺の手作り弁当だ」と渡されて中味を見ると、炭水化物たっぷり(笑)。僕の反応を楽しんでいるようだったが、決していじわるじゃない。「そんな急に痩せちゃって大丈夫か?」と、心配してくれていたのだと思う。「たまにはご飯を食べたほうがいいんじゃないか? 自分ではご飯を食べないだろうから、俺が作った弁当なら食うだろう」と。

そりゃ食べますよ、師匠の弁当ですから。残せるわけがない。というか、こんなに僕のことを考えてくれて、とてもありがたい弁当、うれしくて残すわけがない。

そう、食べ過ぎた分は、明日から調整すればいいのだ。

06 冷たいアイスクリームとの熱い戦い

毎日の100円アイスより、週1回の贅沢アイス

ダイエットをしてから、自分が意外に甘いもの好きだということに気がついた。特に食べたくなるのがアイスクリームで、いつもは平気なのに、なぜだかたまに、すごく食べたくなる。プリン、シュークリーム、ワッフル、ショートケーキ、モンブラン……コンビニに行けば、おいしそうなスイーツが棚に並ぶ。こうしたコンビニスイーツを毎日食べる男性も多いと聞く。

かく言う僕も、しょっちゅうアイスクリームを食べたい誘惑と戦っている。昔は「白いご飯がなければ生きていけない」と言っていたのに、今では**白いご飯への欲求よりもアイスへの欲求のほうが強いくらいだ。**自分でも「俺、こんなにアイスが好きだったかな？」と思うほど。特に夜、無性に食べたくなることがある。もしかして、

ご飯を食べていない分、体がダイレクトに糖質を求めるのだろうか？

　このアイスの誘惑にたびたび負け、コンビニのアイス売り場に足しげく通ううちに、人気のアイスにはちょっと詳しくなってしまった。商品を前にして「買うべきか（食べたい！）、買わざるべきか（食べちゃマズイでしょ！）」の葛藤が始まる。冷凍庫の前で、アイスを手にして、「糖質○グラムかぁ……、水あめ○グラムじゃ砂糖の塊だよなぁ、食べちゃマズイよなぁ……」「でも、こっちはカロリーが少ないし……」と心が揺れる。男44歳、その姿は、他人から見たらかなり不思議な光景に違いない。

甘いものは、はっきり言って代替が利かない。甘いものへの欲求は甘いものでしか満たされないと思う。どうしても我慢できないとしたら、量を少なくするしかない。

　僕は「スーパーカップ」のような、庶民的で量も多いカップアイスをガッツリ食べるのが好きだが、それより量が少なくちょっぴり高価な「ハーゲンダッツ」なんかを、じっくりと味わって食べることにする。１００円のアイスだと週に2回、3回と買ってしまうが、ちょっと高価だとそんなに簡単に手が出せないので、「週1回にしておこう」と意識して抑えられる。**いまや、アイスは贅沢品、たまに食べるからおいしい、特別なごちそうになりつつある。**

07 おいしくてダイエットに有効な、自炊のコツ

炒め物は一歩手前で火を止めて、シャキシャキ感を生かす

外食やコンビニ食でもダイエットは可能だが、夜早めに帰宅した日や休日などには、できれば自分で料理をすると、食や健康への意識が高まるのでおすすめだ。ここでは、料理人の立場から、ダイエット中の調理方法としていくつか助言したい。

同じ材料で同じメニューを作っても、満足感を得られる調理法とそうでない調理法がある。**まず重要なのは、「野菜はなるべく歯応えを残す」ことだ。歯応えのある野菜はおいしいし、よく噛むことで食べ過ぎを防ぐことができる。**

たとえば、野菜炒めなら「炒め過ぎない」ことが大事だ。火を通していて水分が出てきたら「炒め過ぎ」のサイン。野菜が水分を吸ってフニャフニャ、クタクタッとして、口にしたときに野菜本来の食感が失われてしまう。いつもよりひと息手前で、「ま

だちょっと固いかな」というくらいで火を止めるのがポイント。シャキッとした仕上がりになる。そして、できあがった料理は、よく噛んで食べ、その食感を楽しむこと。素材の味がよくわかるはずだ。

これは、ゆで野菜でも同じで、長時間ゆでると野菜の味が抜けて、食べても素材の味が残らなくなる。また、ビタミンCなどの栄養分もゆで汁に溶け出してしまうので、とてももったいない。

味噌汁は具材の切り方を変えて、ゴロッと

野菜や海藻、貝、豆などが一度にとれる具だくさんの味噌汁は、ダイエットの強い味方。でも、せっかくたくさんの具材を入れても、すべて同じように小さく刻んでクタクタに煮込んでしまっては、みな同じ食感、同じ味になって飽きてしまう。

それぞれの味をちゃんと味わえるように、**具は大きめに切ったほうがいい**。薄切りにすれば火の通りは早いが、煮過ぎの原因にもなる。厚めの短冊切りやサイコロ状に切れば、食感を残すことができ、歯応えを感じながら味わえる。

固めの野菜は、よく噛むから満腹感も得られる。「今、人参を食べている」「今度は大根を食べている」とひとつひとつ意識しながら噛むことで、食べ過ぎる前に満腹感が脳に伝わるのだ。

僕がよく作る味噌汁は、大根と人参をサイコロ状に切って、最後に豆腐を手でくずして入れる、おかずのような具だくさんの味噌汁。これに豚肉を入れれば豚汁になり、豆板醤で辛味を加えるのもいい。

唐揚げは油をしっかり切る

他の肉よりも低脂肪なことから、鶏肉はダイエットにおすすめと言われる。扱いやすい食品なので、食卓に並ぶ機会も多いだろう。鶏肉でも特に人気のあるメニューと言えば、唐揚げだ。僕も大好き。でも、ダイエット中は、やはり油が気になる。それに、油っぽい唐揚げはあまりおいしくない。

唐揚げを家庭でおいしく作るコツは、とにかく、**油からあげたあとの油切れをしっかりすること。**これだけでカリッと仕上がり、冷めてもベタッとなりにくい。

ちなみに、ダイエットには脂肪の多いモモ肉よりムネ肉やササミを推奨されることが多いが、唐揚げにはやっぱりモモ肉が合う。僕は我慢せずにモモ肉を使うことにしている。気にして控えている方でも、材料の中に少量混ぜてみてもいいかもしれない。モモ、ムネ、ササミをそれぞれ唐揚げにすれば、3つの食感が楽しめる。

香味野菜や調味料をかしこく使う

味付けを薄くして何か物足りなく感じたときは、ショウガやネギなどの香味野菜が役に立つ。味のアクセントになる上、体にもいい。

香味野菜は、文字通り「野菜」だ。サラダを食べる余裕がないときなどは、炒め物や煮物に加えたり、メインのおかずに添えるだけでも、野菜をとることができる。

また、調味料でも不足分の品目をプラスできる。カキから作られたオイスターソースは「貝」、マヨネーズは「卵」と「油」。サラダのドレッシングやディップソースを工夫すれば、それだけで2〜3品目をプラスすることができる。

08 「中華＝太る」は大ウソ！正しい知識を得てダイエットを効率よく

ダイエットで肌が荒れるのは油が不足するから

痩せてからというもの、すこぶる体調がいい。「そんなに急に痩せちゃって大丈夫？」という声もいただくが、「顔色がいいよね」「痩せて若返ったね」など、基本的には周りからの評判も上々だ。

本格的にダイエットを始めてから5カ月で約10キロ、最重量の105キロから約1年でトータル20キロの減量に成功したことが、僕の体重で果たして「短期間」と言えるかどうかわからないが、必要な栄養をちゃんととって、運動もして痩せたので、健康に支障はなく、気分も楽しく減量できた。

急に痩せると、特に女性は貧血を起こしたり、肌が荒れてしまうことが多いと聞くが、それは何も女性だけではない。男性だってツヤがなくなって、見た目に老けてしまうことがある。

ダイエット中に肌がカサカサになるのは、油をとらないことも影響しているのでは、と思う。「油はダイエットの敵」と言う人もいるが、それはウソ。油だって体には必要なものだ。問題はとり過ぎることであって、まったくとらないのは健康を害してしまう。ダイエットに限ったことではないが、世の中には間違った認識が多い。

たとえば、「中華料理は太る」と言われることがある。一方、「オリーブオイルはヘルシー」だとも言う。本当にそうだろうか？

中華料理を食べる中国人には、太っている人が多いだろうか？ オリーブオイルをたくさん消費するイタリア人は、みんなスリムで健康だろうか？ 考えてみれば、わかるはずである。

中華料理といっても油が多い料理ばかりではなく、医食同源《いしょくどうげん》に基づいた永年の食文化が根付いた健康的な料理だ。イタリア料理もヘルシーだが、パスタは炭水化物であり、なんでもそうだが食べ過ぎれば健康を損ねることもあるだろう。ひとつの限られたイメージだけで、全体を語ることはできないのだ。

組み合わせによっては高カロリーに

「本当はラーメンを食べたいけど、ダイエット中だから我慢しておそばにしよう」。ダイエット中にありがちな考え方だが、そば粉は糖質が結構高いし、そば生地を作るときにたいてい小麦粉を混ぜている。しかも価格の安い店になればなるほど小麦粉の割合が多くなる。つまり、実は思っているほどヘルシーではないのだ。

それに、そばだけで本当に満足するのは難しい。結局物足りなさを感じて天ぷらそばにしてみたり、かき揚げをトッピングしてみたり……それではラーメンを我慢した意味がなくなってしまう。

こうして**食べたいものをいつも我慢していると、やがてストレスが溜まる**。それよりも、思い切ってラーメンを食べてスープを残したほうが、心の健康のためにはいいと思う。**食べたいものを食べて、その中で工夫するほうがストレスは少なく済む**。ラーメン屋でも野菜炒めなどが注文できれば、目標の9品目に近づけるはずだ。

糖質の高い野菜は避ける

実は野菜にも糖質が高いものがある。カボチャとトウモロコシがその代表選手で、僕は極力とらないようにしている。たとえばコンビニで買ったサラダにコーンがのっていたら、コーンはのけて食べない。どうせ糖質をとるのなら、食べたいものでとったほうがいいからだ。

ひとつの参考として、**「そのまま食べて甘みを感じる野菜は糖質が高い」**と覚えておくといい。また、サツマイモやジャガイモなどの根菜類も意外に糖質が多い。

今回のダイエットで初めて知ったのだが、中華料理でおなじみのキクラゲも意外に糖質が高い食材だ。確かにカロリーは少ないのだが、糖質はゼロではないのだ。僕はキクラゲが大好きで、今まで「キクラゲ＝ヘルシー」と思い込み、繊維質だし、お腹も満たされるし……と、たくさん食べていたので、これは少々ショックだった。

自分の思い込みや勝手なイメージは、意外と間違っているかもしれない。常識を疑ってかかる、というと大げさだが、まずは一度、正しい知識を自分の中で持つことが大事だと、あらためて思った。

09 「食事で健康になる」ということ

「夏に冷たいもの」は、エアコンがなかった時代の話

痩せやすい体をつくるには、新陳代謝を高めることも大事だ。それには、筋肉をつけることが重要で、運動が役に立つ。

食べもので新陳代謝を高めたいなら、唐辛子などの辛いものがいい。血行がよくなるし、特に夏は、夏バテ防止にもなる。

しかし、残念なのはそういう理論を知らない人が多いということ。たとえば、暑い季節になると「キュウリで体を冷やしましょう」という言葉をよく耳にする。食のプロである料理研究家が言っているケースもあるので困ったものだ。

確かに、キュウリが体を冷やす食材であることは間違いない。しかし、その理論が生まれた頃の中国は、当然ながら今のように冷房もなく、冷蔵庫もなかった。そして、

これは現代でもそうだが、中国には飲みものを冷やして飲む習慣がない。だから、食事で体を冷やす必要があったのだ。

今のこの日本では、夏は冷房をきかせ、さらに冷たいものを飲む。この上食べるものまで体を冷やすものを選んだら、内臓が冷えて体がだるくなってしまう。だから、逆に内臓を温める料理を食べないと、夏バテしてしまうだろう。**一日中暑いところにいる人は別として、夏に体を冷やす食材をとるのは、現代生活にはそぐわないのだ。**キュウリを食べるならネギやショウガなど体を温める食材を併用し、プラス・マイナスをゼロにすることが大事だ。

僕は店で料理を提供するときに、「夏だから体を冷やすものを」とは安易に考えない。演出として、同じウリ科であるニガウリなどの野菜を使うこともあるけれど、同時に体を温めるショウガやネギをたっぷり入れたりする。あえて謳ってはいないけれど、**食事で病気を防いで健康になるという中華料理や薬膳の基本的な考え方を大切にしたいと思っている。**

毎日の食事で健康になる「薬膳」との出会い

ここで、少し薬膳の話をしたいと思う。

「薬膳」とは漢方の思想に基づいた食養生《しょくようじょう》のこと。陰陽五行《いんようごぎょう》など少々難しく感じるかもしれないが、要は、**その人の体に合ったものを食べて、健康を保って病気をよせつけない、ということだ。**中華料理の故郷・中国では、飲みものは冷た過ぎず熱過ぎず、常温のものを飲んだり、レストランではその日の自分の体調に応じて組み合わせを考えて料理を注文するなど、日常生活に医食同源が根付いている。

実は、次男の朝の勉強に付き合いながら僕も一緒に勉強に励み、このたび中国の「営養薬膳師《えいようやくぜんし》」という資格を取得した。試験では日本語の訳はあるものの、テキストは中国語。漢字なのでだいたいの意味は伝わるが、やはりちゃんと学びたいと思って仕事の合間に中国語も習った。これは今も続けている。こうして試験に無事合格して資格を得たが、薬膳は知れば知るほど奥が深く、自分の中でどんどん深まっていくのを感じている。

こうして本格的に薬膳を学ぶきっかけになったのも、次男の受験だった。

次男は勉強をするうちにプレッシャーからか、食欲が落ちてきてしまった。もともと小柄で体力的に心配な面もあったが、親としては「しっかり食べなきゃダメだよ」と言うしかない。本人もわかっているが、いかんせん体が食べものを受け付けない。するとテンションも落ちてしまう。これでは今後の勉強に影響が及ぶと考え、漢方薬局に相談した。そこで「食欲増進におすすめ」と出されたのが「霊芝《れいし》」だった。

食事の前に飲むタイプのもので、次男はこれを飲むと途端に食べられるようになった。それを目の当たりにして、**「やっぱり漢方は効くんだな」**と納得。僕自身はいたって健康で漢方を試したことがなかったので、今まで実感がなかったのだ。それまでも、中華のシェフという立場上、資格取得を目指して学んでいたわけだけど、その一件を境に、「毎日の食事に活用できる!」と意識がガラッと変わった。

漢方の教えに「中庸《ちゅうよう》」という言葉がある。これは何事も基本的に「まん中がいい」というもの。たとえば、暑過ぎや寒過ぎ、太り過ぎや痩せ過ぎ、といった両極端ではなく、**中間の状態を保つことが病気になりにくく、病気予防につながると考える。**

太り過ぎだった僕は、薬膳を勉強する中で、自分がやってきたことは健康を保つことと逆行しているのがよくわかった。そして、「食べものや食べ方に、もっと気を遣わなくては」という思いが日に日に強くなった。それは、店で出す料理も同じこと。「おいしい料理で、お客様に健康になってほしい」と願っているからだ。ただし、日本では薬事法でメニューの効能効果を謳うことが難しい。

寒い時期に店で出していた「肉骨茶《バクテー》」は、僕が漢方生薬を配合して煮出したスープで、使っている党参《とうじん》や当帰《とうき》、川芎《せんきゅう》などの生薬は、血の巡りをよくして体を温め、代謝を上げて内臓機能を高める効果がある。こうした効能を謳ってオーダーをとることはないが、薬膳の知識と料理人としての経験から、おいしくて体によいメニューを常に考えて提供している。

サプリメントに頼る前に、まずは毎日の食事の見直しを

今回のダイエットで、あらためて見直したのが「食事をちゃんととること」の大切さだ。「食べたら太る」のは当たり前で、実は健康な証拠でもある。ただし、「食べ過ぎ」れば当然「太り過ぎ」を招き、病気になりやすくなる。逆に「食べなさ過ぎ」も「痩せ過ぎ」も健康によくない。何事もバランスが大事だ。

そして、**しっかり食事をとっていれば、本来サプリメントなどは必要ない。**

たとえばコラーゲン。代表的なところでは、豚の脂や鶏の皮などに含まれていて、これらを食べていれば自然にとれる。それを「豚の脂はダイエットによくない」と避けて、わざわざサプリメントでとるのはいかがなものだろうか。

また、漢方薬の原料には、中華料理でよく使う香辛料が数多く含まれている。八角や桂皮などはスープに使うことが多く、中華料理ではこうした食材を食事でとることができるのだ。

普段の食事を、栄養計算された特定のダイエット食品に置き換える「置き換えダイエット」も流行っているが、食べるのはあくまでも一時的なこと。ずっとは続けられないだろう。

そもそも「それしか食べない」のでは、食事の楽しみがない。実際おいしいものもあると聞くが、それはダイエット食の中でのことであり、料理の多彩な味とは比べるまでもない。

そうした生活を続けていて、乏しくなるのは〝心〟だと思う。

僕らは一日3食の食事を楽しみに生きてきた。「朝ご飯は何かな?」「今日の給食のおかずは？」「晩ご飯は何にしよう？」と。いくら味のバリエーションが豊富に揃っていたとしても、毎日同じ食感、同じ見た目では、食事の楽しみがない。

たとえば、サプリメント代が1カ月に1万円かかるなら、その分を食事にかけ、食材から栄養を摂取したほうがよほど体のためになる。食事を楽しめば、心も満たされる。

短期間のダイエットは、いわば短距離走。でも、僕は長い人生をマラソンのように無理せずに走り続けたい。毎日の食事を見直して、しっかり栄養をとり、その上でどうしても足りないものをサプリメントで補うのが、本来の栄養補助食品の役割だろう。そこを見失っては本末転倒なのだ。

外食コラム 番外編

szechwan restaurant 陳

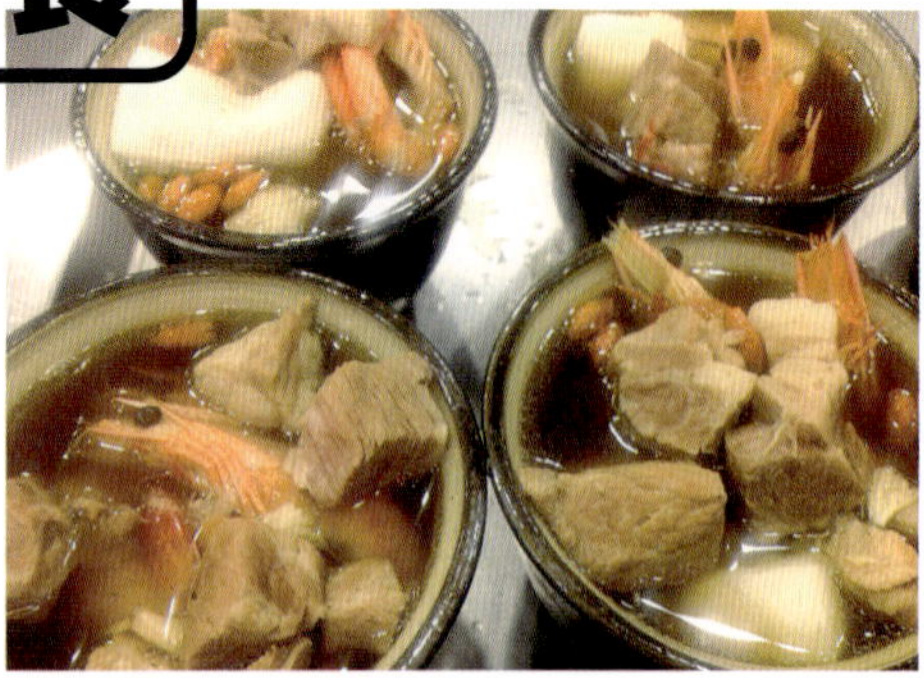

❖ジャンル：中華 ❖場所：東京・渋谷
❖HP：http://www.srchen.jp
❖写真：正月のまかないで作った
オリジナル薬膳雑煮

みんなの健康を願う、オリジナル薬膳スープ

寒い時期に僕の店で出していた「肉骨茶《バクテー》」というメニューは、血の巡りをよくして体を温め、内臓機能を高める効果があるスープ。党参《とうじん》や当帰《とうき》、熟地黄《じゅくじおう》、川芎《せんきゅう》などの生薬を煮出し、中華料理でおなじみの枸杞《くこ》、蒜《にんにく》、大棗《たいそう》（ナツメ）も入っている。正月のスタッフのまかないでは、「今年1年、元気で働けますように」と、このスープに餅を加えて薬膳雑煮を振る舞った。

漢方薬の原料となる生薬には、血行を促進したり、胃腸の働きをよくするなど、さまざまな効能がある。本場・中国で取得した営養薬膳師の資格を生かして、体によいメニューを考え、提供している。

ダイエットを通して、僕は身をもって健康の大切さを感じた。そして、お客様にも食事で健康に、幸せになってほしいという思いが、以前よりずっと強くなってきた。その思いを込めながら、今日も厨房で腕を振るっている。

10 気がゆるみがちな旅先でも節制できた！

食べたいものを選び、他はやめる。ハワイでの体験が自信に

次男が受験に合格した、その年の春。お祝いに、家族でハワイ旅行に行った。ハワイに行けばご存じのように、アメリカンな食事が待っている。大味で量も糖質もたっぷり。まるで毎日が「炭水化物カーニバル」だ。

今までの僕だったら、出てきた料理はなんでも平らげた。しかし、今回は違う。これまでコントロールしてきたので、「これを食べたから、こっちは我慢しよう」と、**このときにはすでに、自分の中でプラス・マイナスを計算する癖がついていた。**

ダイエッターの旅先での食事は、まず店選びからだ。極力ヘルシーなお店を、というのではない。そこそこの味でお腹いっぱいになるのはイヤだから、自分が本当に食べたいものを真剣に考える。メニューも、本当に食べたいものだけを注文する。

ただし、ダイエットの空気を出して家族をシラけさせるのはダメだ。なるべくメニューを合わせ、「付け合わせのポテトはやめよう」とか、ハンバーガーなら「上のパンは残そう」と、自分の中で調整する。そして、サラダを食べる。

もちろん、肉や魚も我慢しない。ボリュームたっぷりのステーキも食べる。でも、デザートのアイスは、家族に「ひと口ちょうだい」と言い、一人前は食べない。「自分の分を注文すればいいじゃん」と言われるけど、「そういうこと言うなよ〜、ひと口だけ食べたいんだよ」と粘る（笑）。

食べたいものを「食べない」ではなく「減らす」、そしてその分を別の食品で補うことで、栄養バランスもよくなり、気分的にも罪悪感を持たずに旅行を楽しめた。こうしていつもとは違う場所、しかもハワイという解放感あふれる環境で、これまでやってきたことを実践できたのは、この先もダイエットを続ける自信につながった。

本当は、**食事は「腹八分目」がいいのだろうけど、僕はそれはできない。とりあえず「十二分目」にはならないように気をつけて、十分目までは僕の中ではＯＫとする。**そういう基準を自分で持つことが大事で、それを実践して結果につながっていることが、僕のダイエット生活をより楽しく、幸せなものにしてくれている。

おわりに

「リバウンドしたらもったいない！」そう思えるダイエット法に出会えた

僕は数年前から草野球チームでピッチャーをやっている。それまでも、自分が動けないと感じたことはなかったが、痩せてからというもの、すこぶる調子がいい。昨シーズンは、44歳にして7回を投げ切った。野球は1人ではできないスポーツで、試合をするなら、自分と相手チームのメンバーを集めなければいけない。共感してくれるメンバーが20人ほど揃ってやっと成り立つ、贅沢なスポーツだ。先日は、12年間務めた部下が田舎にUターンするので、引退試合を企画した。声をかけたらたくさんの仲間が集まってくれて、彼はもとより自分も幸せ者だなぁ、とつくづく思った。一緒に笑い会える仲間がいれば、僕は明日も頑張れる。それが僕のエネルギー源だ。

僕は、食べることが大好きだ。仕事で試食もするし、味見もする。プライベートでは、勉強を兼ねてあちこちのお店を訪れ、たくさんの料理を食べる。シェフの友人も多く、彼らのレストランに顔を出しては、おいしい料理をいただく。それに、部下や家族との食事は、コミュニケーションのひとつで、僕の人生に絶対に大切なもの。こうした自分の生活スタイルは変えられない。

それでも、ダイエットに成功した。

1年間で、約20キロの減量。いつもは痩せても必ず体重が戻っていたけれど、今回のダイエットは違った。実践した「和田式ダイエット」が自分に合っていたのだ。多品目の食事法、運動や入浴をするプロセスで、ダイエットのやり方を身に付けた今は、さらに5キロは痩せられる、とも思っている。基本に忠実に行うだけでなく、自分のできる範囲で、自分なりの方法を見つけられたこともよかった。それはたとえると、参考書を見ながら勉強するのではなく、自分の中に方程式ができたようなもの。ダイエットのルールが自分の中で確立されたから、リバウンドしない自信もついた。

結果的に20キロの減量に成功したが、体重を減らすことを目標に掲げていたわけではない。体重計にのるのは週1回程度で、「今、どんな位置にいるか」を確認するくらいだ。僕にとってダイエットは、あくまでも、快適に毎日を過ごすための〝健康維持〟。その結果、体が軽く、疲れにくくなったことは、実際に落ちた体重の数字よりもうれしい事実だった。料理人という仕事は相変わらずハードだが、肩がこることもなくなり、仕事も順調。服もサイズダウンして、今まで大きい作りがなく諦めていたカッコいいデザインのポロシャツも、自分の好みで選べるようになった。おやじ45歳、痩せて充実した人生を満喫している。

ところで、僕には、痩せたら実現しようと思っていた、ささやかな夢がある。それは、「京都でオリジナルのジーンズを作ること」。

僕はもう何年も、ジーンズをはいていない。あまりにも太ってしまい、いつの間にかジーンズをはくことを諦めていた。だが、ダイエットの効果を実感し始めたころ、ふとジーンズをはいた息子の姿を見て、「俺もはけていた時期があったんだよなぁ」と思ったのだ。そんな折、たまたまテレビで、カッコいい柄が入ったジーンズを紹介しているのを見た。早速インターネットで調べたら、京都の染物屋さんが手がける、友禅作家の絵柄によるオリジナルジーンズだと知り、オーダーできることがわかった。「これ、作ってみたいなぁ」。……でも、まだダメだ。もう少し痩せたら、もっとカッコよくはけるかもしれない。そこで、ピンときた。

そうだ、これを目標にもう少し痩せてみよう！

ダイエットを続けるのが、がぜん楽しくなってきた。

野球をするのも、仕事をするのも、明日を考えるのも、健康な心と体があってこそ。これからの人生をもっと輝かせるために、この体型を維持して毎日を楽しみながら過ごしていきたい。中年男のダイエットは、なかなか難しいことが多い。僕もそのひとりだったから、よくわかる。けれど、自分に合うダイエット法に出会えれば、意外なほど楽しく実践でき、多くのものを得られる可能性を秘めている。僕の経験がひとりでも多くの方の参考になることを願っている。

今回のダイエットについてアドバイスしてくださった和田要子さん、ダイエットのきっかけを作ってくれた次男と僕の家族、健康を心配してくれた多くの友人たち、いつも頑張っている店のスタッフ、そして長きにわたり僕を見守ってくれる我が師匠・陳建一氏に最大の感謝をこめて。

２０１４年５月　菰田欣也

中華の一流シェフが考案

簡単！和田式9品目やせ飯レシピ

目標の9品目がとれるおいしい10品、用意しました。

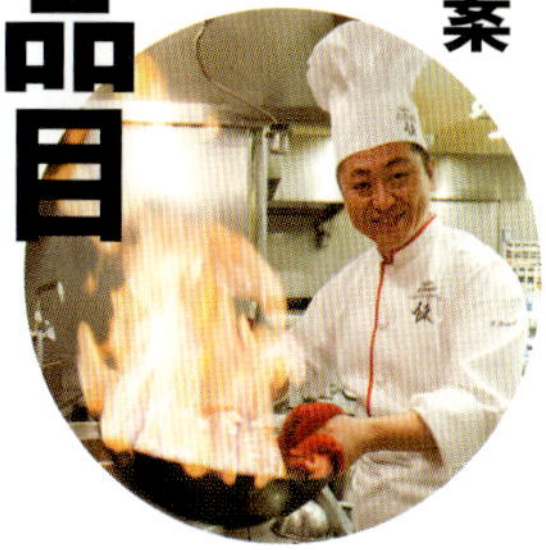

監修　和田要子

レシピ作成　菰田欣也

- 肉＝肉類
- 魚＝魚類（エビ、カニ含む）
- 野＝野菜（いも類以外）
- 豆＝豆類
- 卵＝卵
- 乳＝乳製品
- 海＝海藻
- 貝＝貝類
- 油＝油脂

○ 計量単位は、大さじ＝15cc、小さじ＝5ccです。

○ 加熱時間は目安であり、材料の切り方や調理器具などにより火の通りは異なりますので、様子を見ながら加減してください。

春雨の野菜たっぷりタンメン

牛乳でチャウダー風のコクをプラス、具だくさんで目もお腹も満足

材料（2人分）

- 【豆】緑豆春雨…50g
- 【肉】【油】豚バラ薄切り肉…50g
- 【野】人参…1/4本（20g）
- 【野】キャベツ…1枚
- 【野】しめじ…1/3パック
- 【卵】卵…1個
- 【魚】桜エビ（乾燥）…20g
- 【海】茎ワカメ…30g
- A
  - 鶏ガラスープ…300cc
  - 【乳】牛乳…100cc
  - 砂糖…小さじ1/4
  - 塩…小さじ1/4
  - こしょう…少々
  - 【貝】オイスターソース…小さじ1/4

作り方

❶ 春雨は、たっぷりの水で戻し、やわらかくなったら5㎝の長さに切る。豚肉は細切りにする。

❷ 人参、キャベツはそれぞれ細切りにする。しめじは石づきを切り落として、食べやすくほぐす。

❸ フライパンで豚肉を炒め、割りほぐした卵を加えて、さらに炒める。

❹ ❸を鍋に移してAを入れ、春雨、❷、桜エビ、茎ワカメを加え、3～5分煮る。

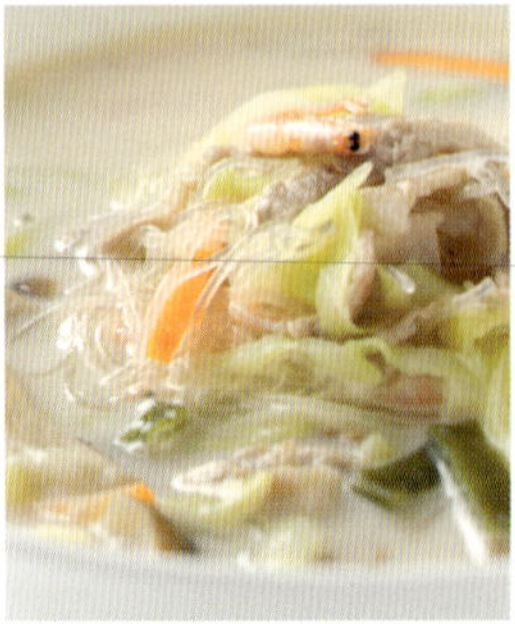

POINT

必ず「緑豆春雨」で。いものでんぷん粉で作った春雨もあるので注意。

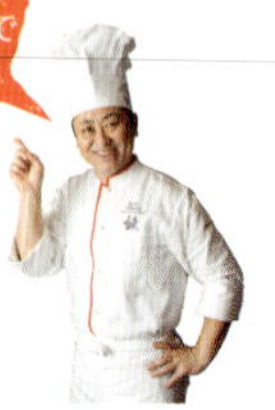

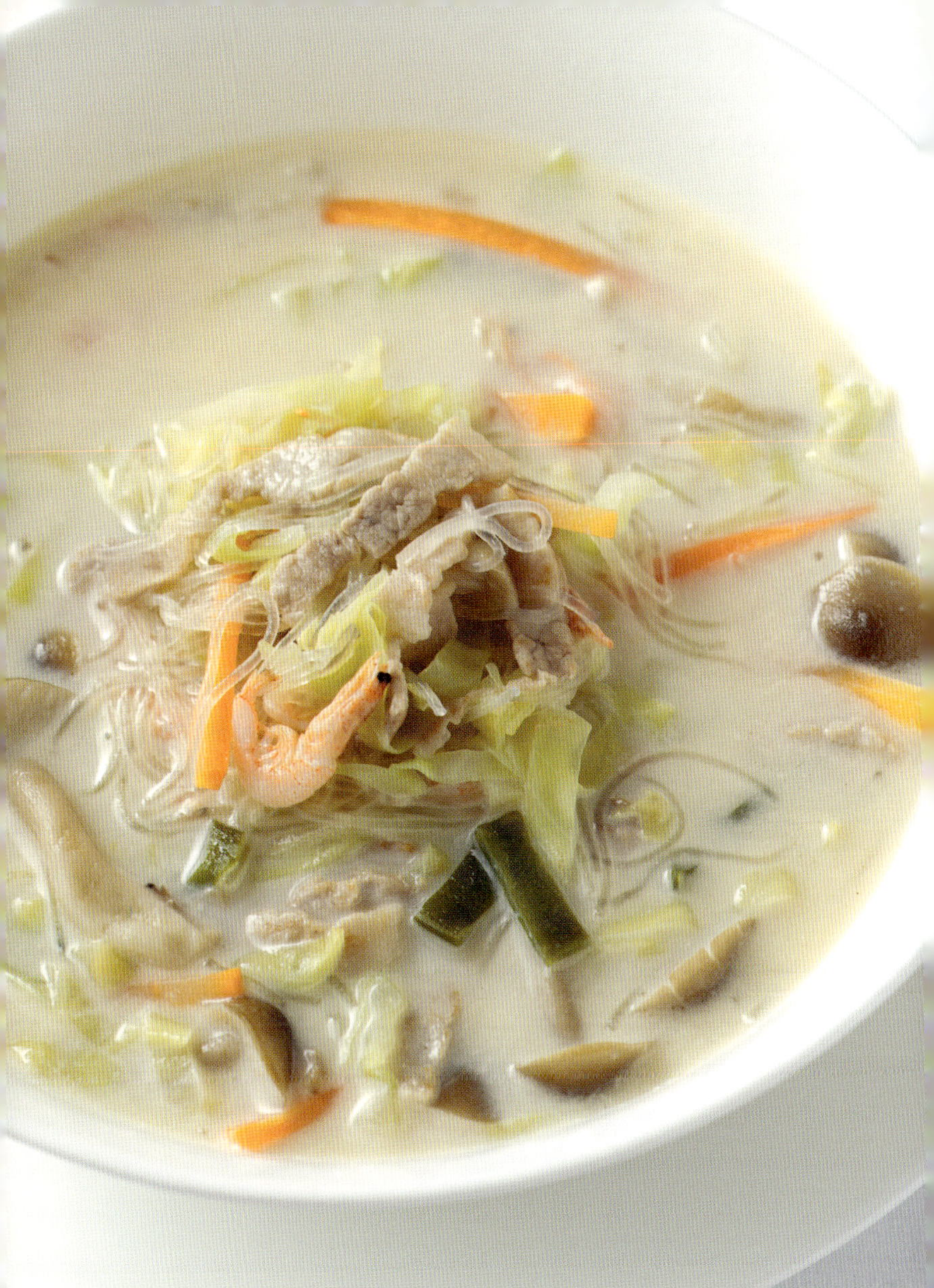

ゴーヤーチャンプルー炒め ～ピリ辛味～

オイスターソースと豆板醤の奥深い味、厚揚げで食感もしっかり

◎材料（2人分）

- 肉 油 豚バラ薄切り肉…120g
- 野 ゴーヤー…½本
- 豆 厚揚げ…1枚
- 海 ひじき（水で戻したもの）…20g
- 魚 しらす…20g
- 卵 卵…2個
- 乳 プロセスチーズ…30g

A
- 野 長ネギ（みじん切り）…⅓本分
- 野 ショウガ（みじん切り）…適量
- 豆 豆板醤…小さじ½

B
- しょうゆ…小さじ1
- 日本酒…大さじ1
- みりん…大さじ¼
- 貝 オイスターソース…小さじ1

◎作り方

❶ 豚肉は4㎝幅に切る。ゴーヤーは縦半分に切ってスプーンなどで種を除き、3㎜幅に切って軽くゆでる。厚揚げは1㎝幅の薄切りにする。チーズは1㎝角に切る。

❷ フライパンに豚肉を入れて炒め、Aを加えてさらに炒めて、割りほぐした卵を加える。

❸ ❷にゴーヤー、厚揚げ、ひじき、しらす、チーズを加えて炒め合わせ、Bを入れて味をととのえる。

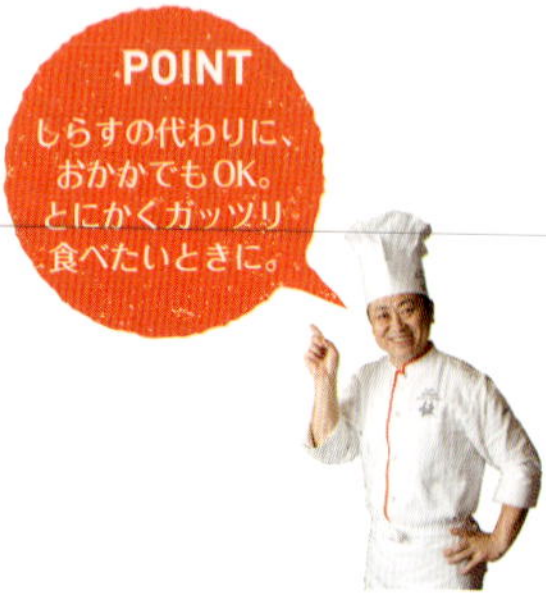
POINT
しらすの代わりに、
おかかでもOK。
とにかくガッツリ
食べたいときに。

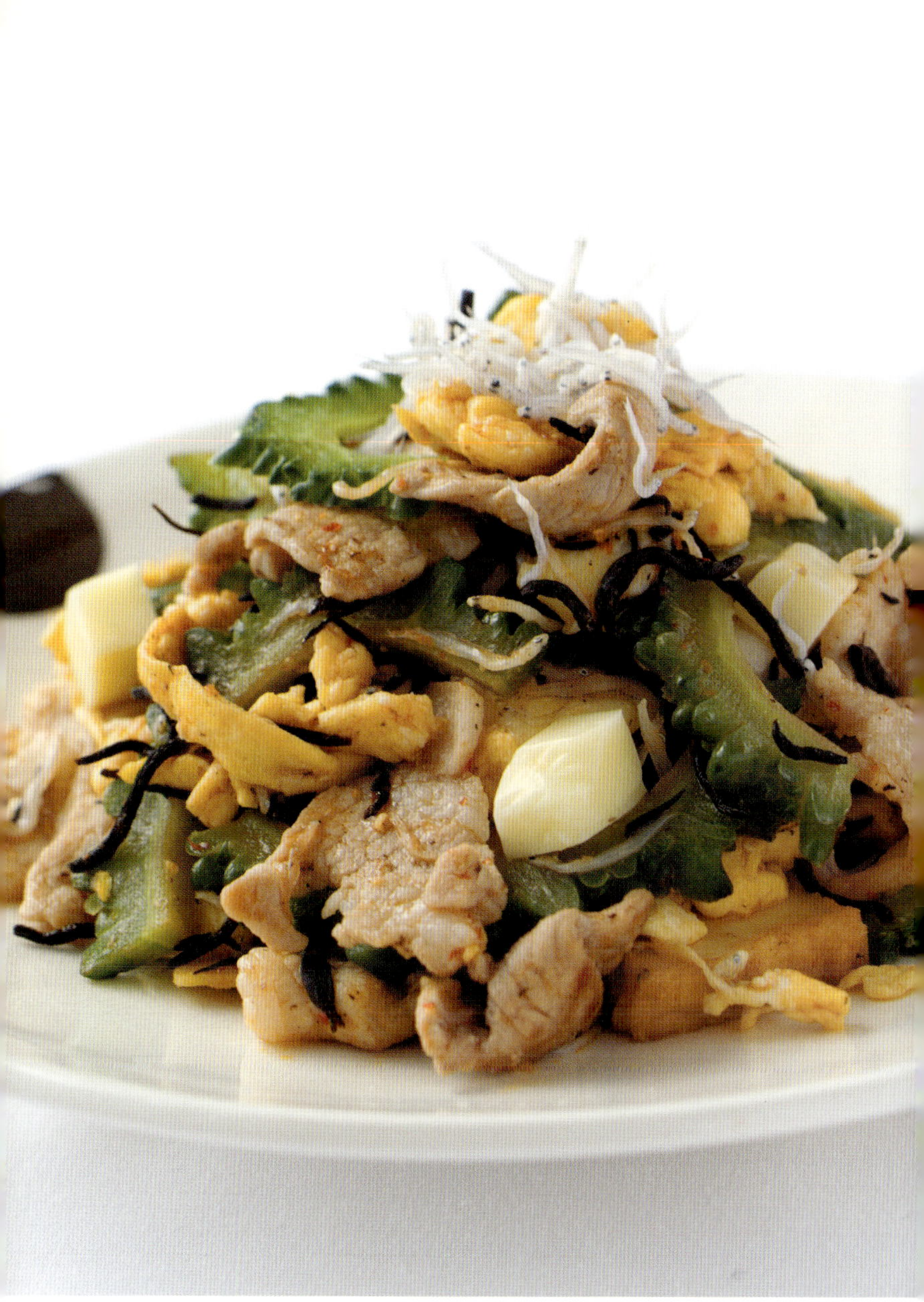

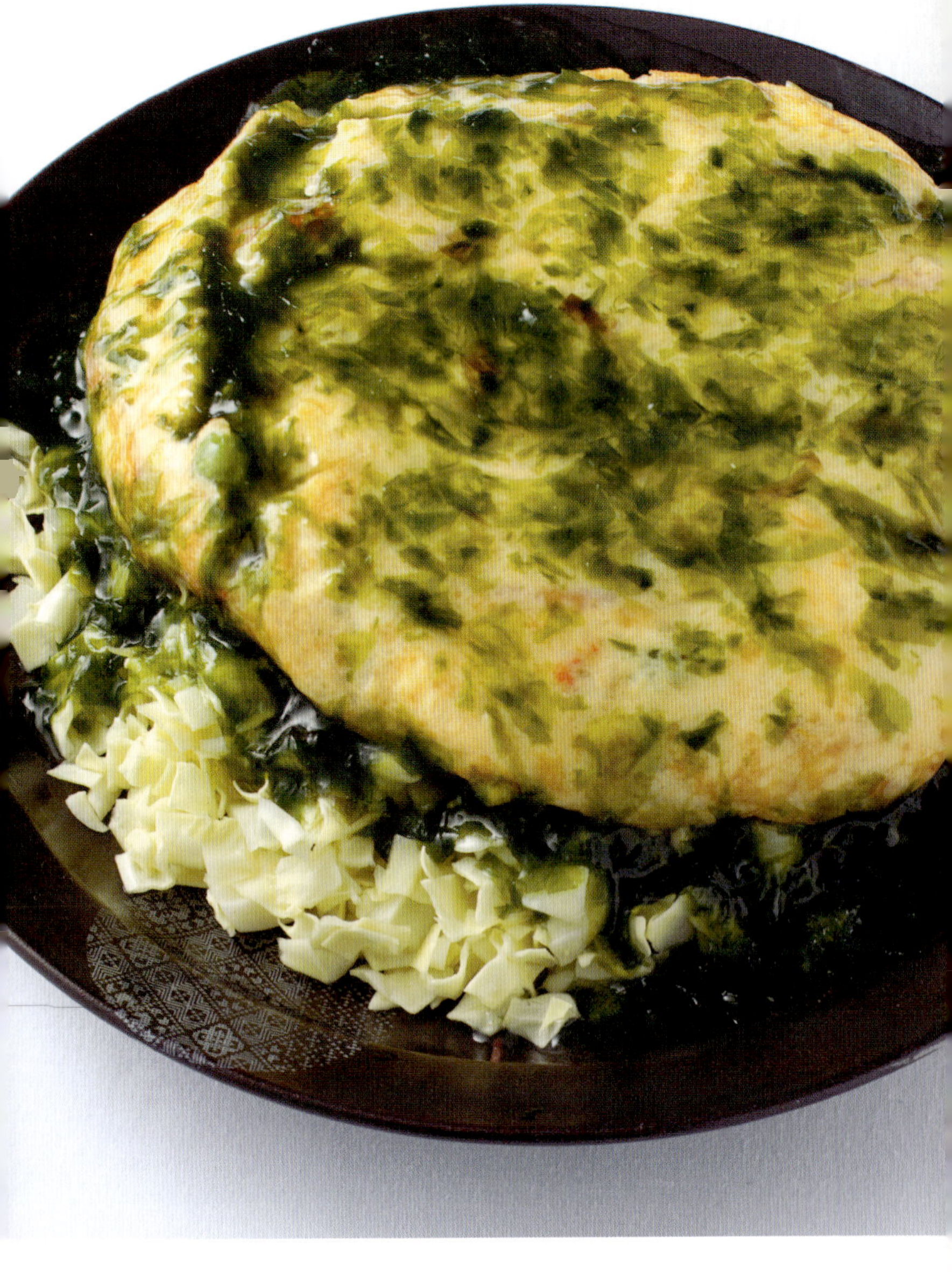

天津飯風

ふわふわ卵とシャキシャキキャベツの食感が新鮮！

◎材料（2人分）

- 卵 卵…3個
- 肉 ハム…3枚
- 魚 カニ肉（缶詰でもＯＫ）…50g
- 貝 アサリ（水煮または冷凍）…50g
- 野 グリーンピース…15g
- 乳 とろけるチーズ…30g
- 野 キャベツ…¼個（200g）
- 野 ネギ…適量
- 野 ショウガ…適量

A
- 酒…大さじ1
- 卵 油 マヨネーズ…大さじ1
- 塩…少々
- こしょう…少々

B
- 鶏ガラスープ…240cc
- 海 生のり…大さじ2
- 砂糖…小さじ⅓
- 塩…小さじ¼
- こしょう…少々
- 水溶き片栗粉…大さじ1

◎作り方

❶ ハムは細切りにする。カニ肉は手でほぐす。ネギとショウガは細切りにする。

❷ キャベツは細切りにして、さらに細かく刻み、水にさらしておく。

POINT
キャベツは塩と酢で揉むと食べやすくなりますよ。

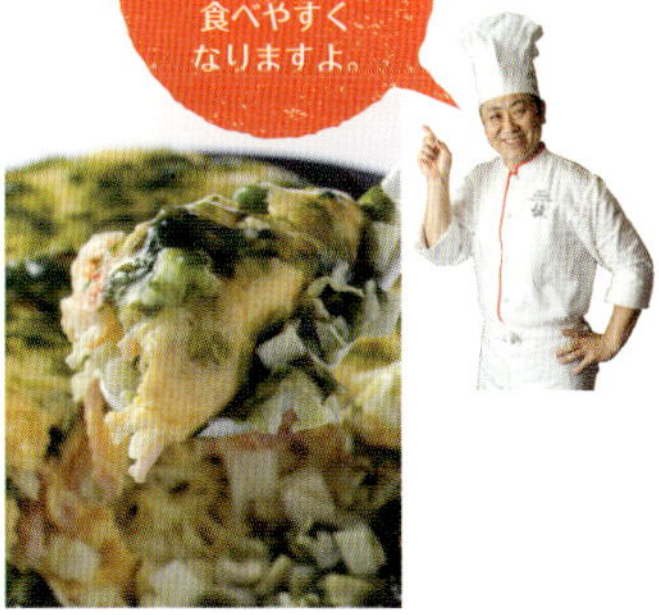

❸ ❶をフライパンで炒め、卵を割り入れたボウルに入れる。さらにアサリ、グリーンピース、チーズ、Aを加え、混ぜる。

❹ フライパンに油大さじ1を入れ、❸を炒める。水を切ったキャベツを皿に敷き、その上にのせる。

❺ Bでタレを作り、❹の上にかける。

豚肉とエビの盛り盛り炒め

粉チーズと昆布茶が隠し味。プリッとしたエビの食感がたまらない！

◎材料（2人分）

- 肉 油 豚バラ薄切り肉…140g
- 魚 むきエビ…4尾
- 野 青梗菜…2株
- 野 キクラゲ（乾燥）…20g
- 豆 厚揚げ…1枚
- 卵 卵…1個
- A
  - 日本酒…大さじ1
  - こしょう…少々
  - 貝 オイスターソース…小さじ1½
  - 乳 粉チーズ…小さじ⅓
  - 海 昆布茶…小さじ¼

◎作り方

❶ エビは背ワタを取り、塩、こしょう、片栗粉を入れて手でもみ、軽く下味をつける。キクラゲは水で戻す。

❷ 厚揚げは1㎝幅に、青梗菜は食べやすい大きさに切る。

❸ エビと青梗菜を軽くゆでる。

❹ 豚肉は4㎝幅に切り、軽く片栗粉をまぶして、フライパンで水けがなくなるまで煎り焼く。厚揚げとキクラゲを加え、さらに火を通す。

❺ ❹に❸を入れ、Aを加えながら炒め合わせる。といた卵でとじるように仕上げる。

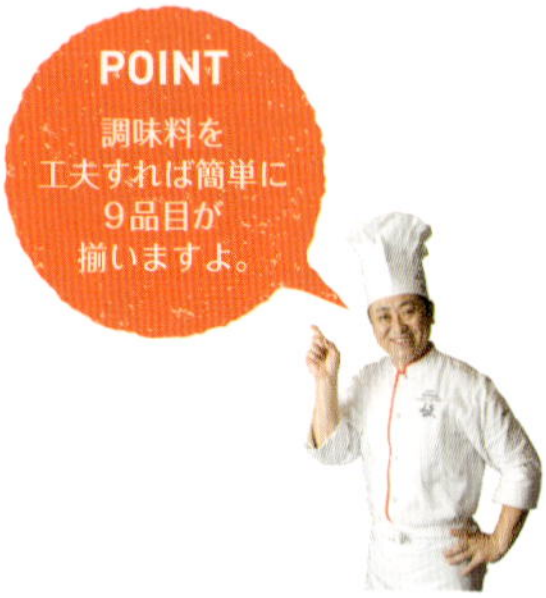
POINT
調味料を
工夫すれば簡単に
9品目が
揃いますよ。

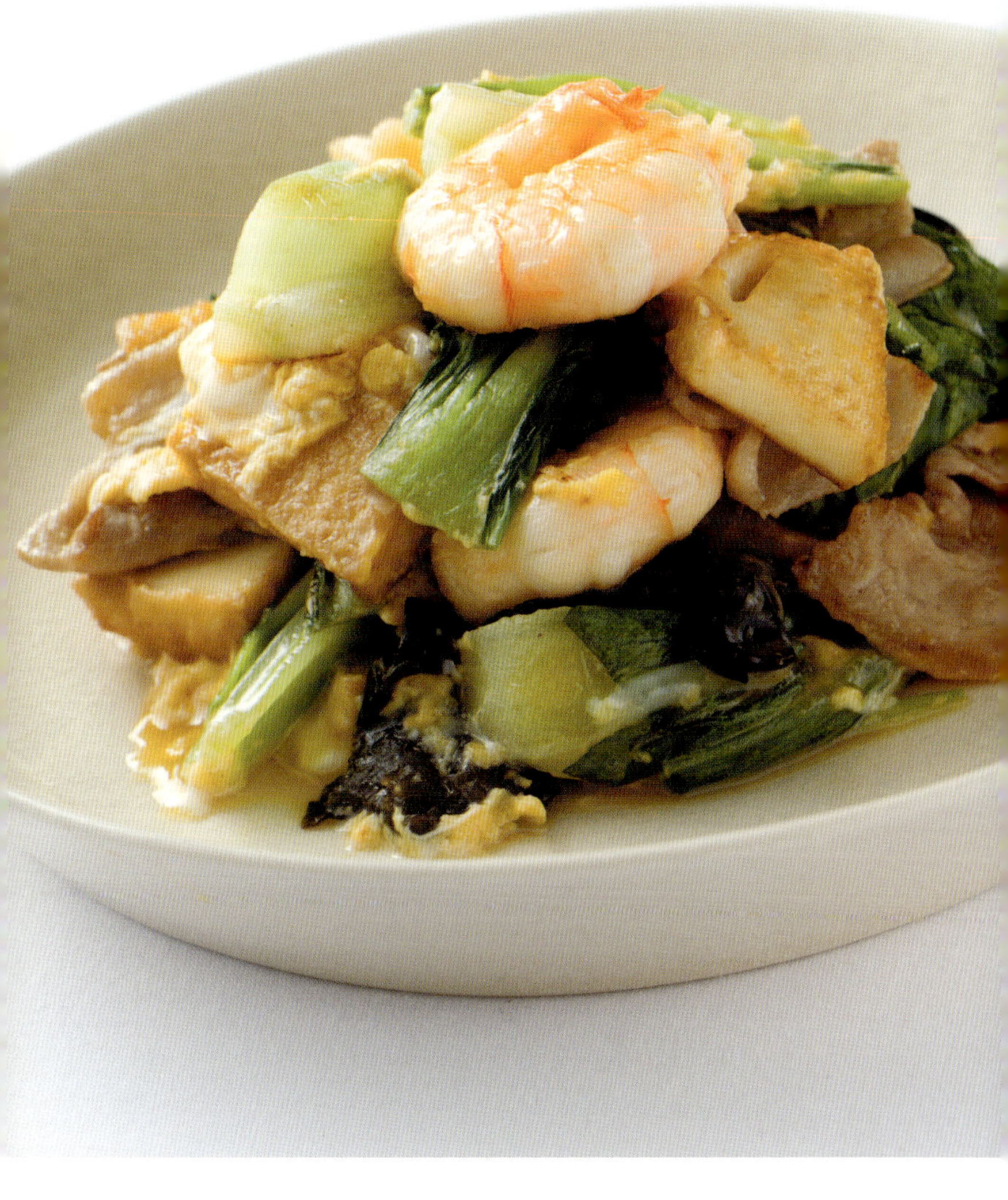

スープでお腹いっぱい 具だくさんサンラータン

干しエビで風味アップ！ ゴロッと野菜の食べるスープ

◎材料（2人分）

- 肉 油 豚バラ薄切り肉…70g
- 野 大根…70g
- 野 人参…50g
- 野 キャベツ…2枚
- 豆 大豆（水煮）…70g
- 魚 干しエビ…15g
- 野 香菜…適量
- 卵 卵…½個
- 鶏ガラスープ…500cc
- 水溶き片栗粉…大さじ2
- 酢…大さじ1
- ラー油…適量

A
- 乳 牛乳…80cc
- 塩…小さじ⅓
- こしょう…たっぷり
- 海 昆布茶…小さじ⅓
- 貝 オイスターソース…小さじ½
- 酒…大さじ1

◎作り方

❶ 豚肉は1㎝幅に切る。大根、人参は8㎜角に、キャベツは1㎝角に切る。干しエビは水で戻す。

❷ 豚肉をフライパンで炒め、大根、人参を加えてさらに炒める。

❸ ❷にスープを加え、干しエビ、大豆、キャベツを入れて2分ほど煮る。

❹ Aを入れて味をととのえ、水溶き片栗粉でとろみをつける。といた卵をまわしかけ、仕上げに酢、ラー油をたらして、刻んだ香菜をのせる。

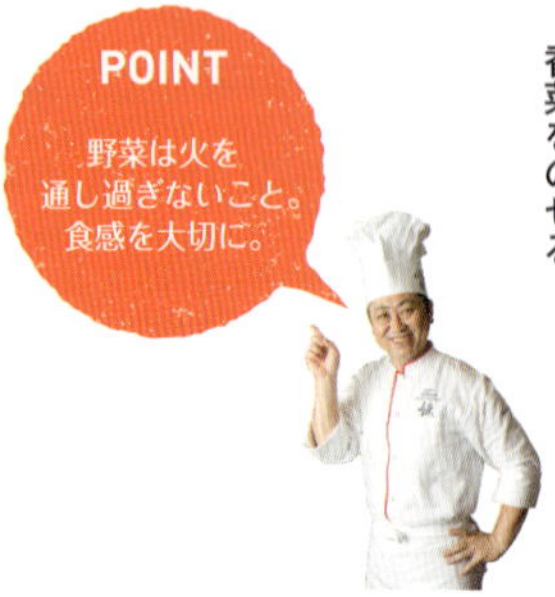
POINT
野菜は火を
通し過ぎないこと。
食感を大切に。

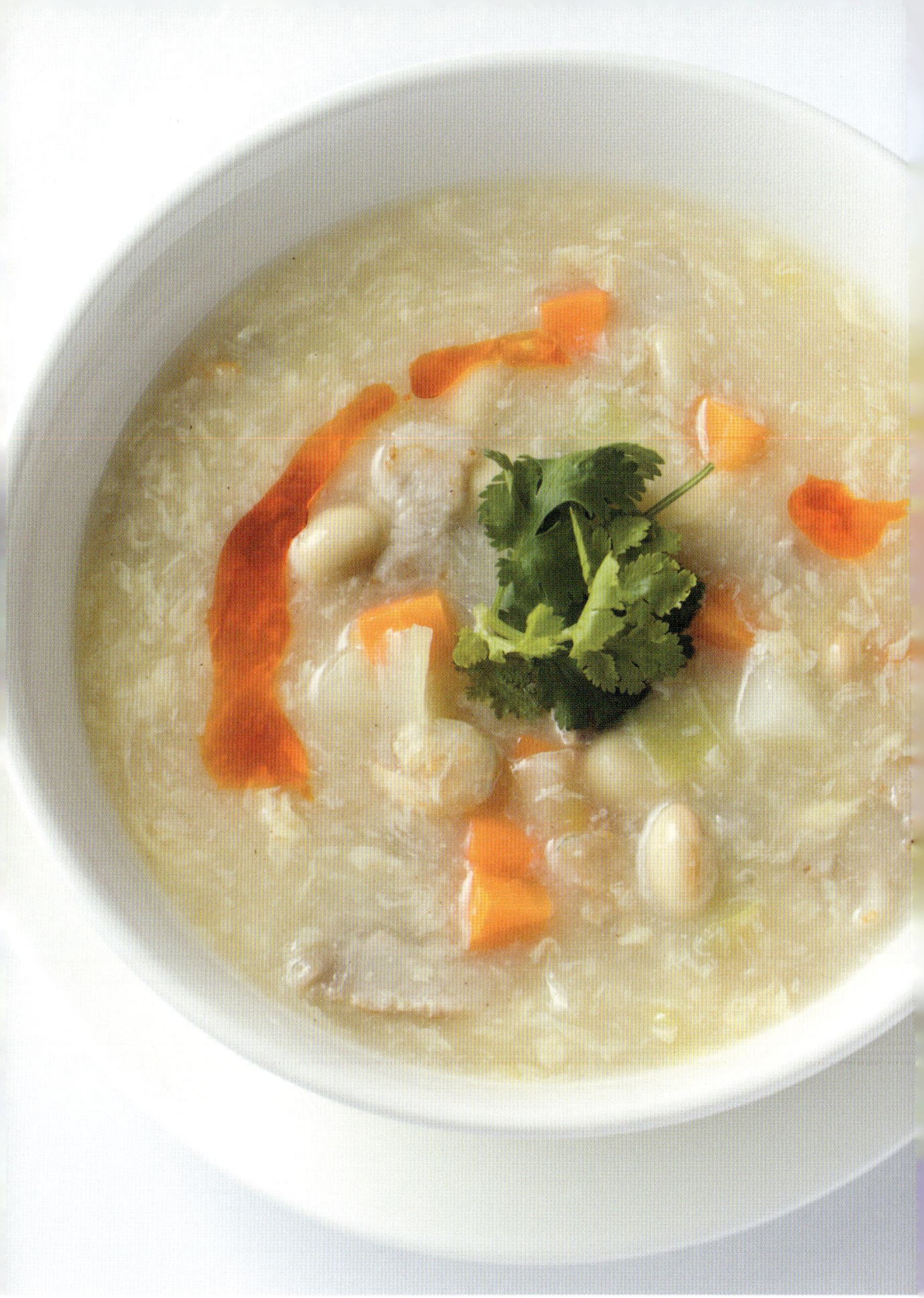

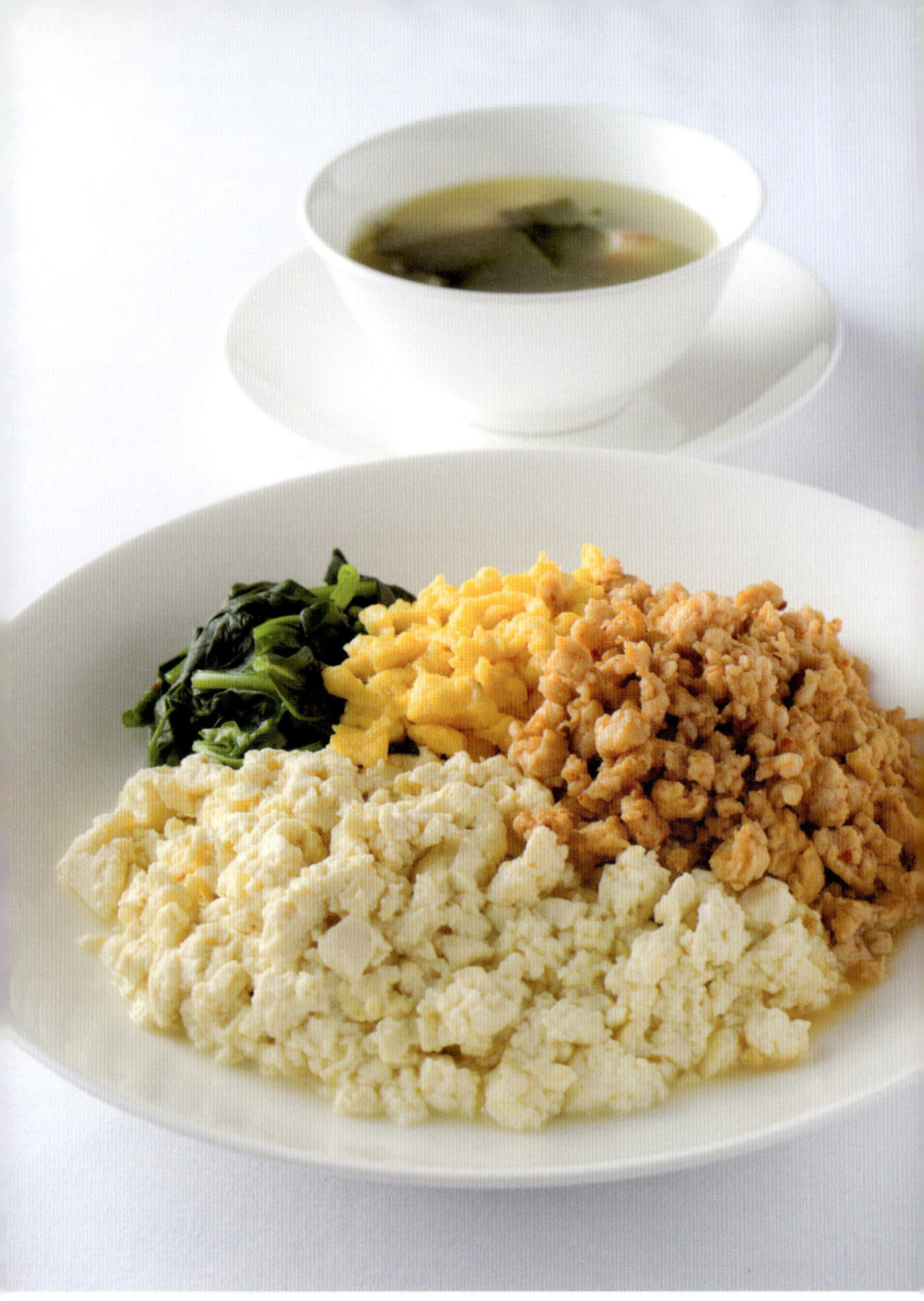

鶏ひき肉の三色丼 ～ご飯の代わりに煎り豆腐～

豆腐を使ったさっぱり丼のお供は、バター風味の4品目スープ

◎材料（2人分）

【鶏ひき肉の三色丼】

- 肉 油 鶏ひき肉…150g
- 豆 木綿豆腐…1丁
- 卵 卵…2個
- 野 ほうれん草…4束

A
- 水…大さじ3
- しょうゆ…小さじ1
- みりん…小さじ½

B
- 日本酒…大さじ1
- みりん…大さじ1
- しょうゆ…大さじ½
- 一味唐辛子…少々

- 貝 オイスターソース…小さじ½

【スープ】

- 鶏ガラスープ…300cc
- 海 ワカメ（インスタントみそ汁の具）…1パック
- 貝 シジミ（インスタントみそ汁の具）…1パック
- 乳 バター…10g
- 魚 カニかまぼこ…2本
- 塩…ひとつまみ
- こしょう…少々

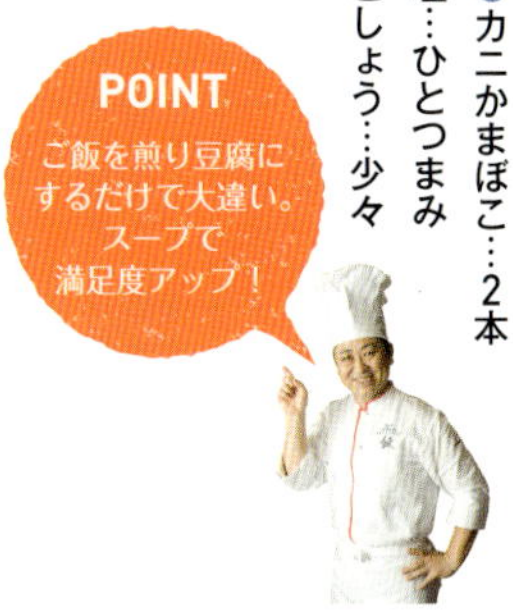
POINT
ご飯を煎り豆腐にするだけで大違い。スープで満足度アップ！

◎作り方

❶ 豆腐は水切りしておく。

❷ ほうれん草はゆでて固く絞り、3㎝の長さに切ってAにつけておく。卵はといて、塩、こしょう各少々を加え、フライパンで煎り焼きする。鶏ひき肉はBとともにフライパンで弱火で炒める。

❸ フライパンで豆腐を崩しながら炒め、深めの皿に盛る。

❹ スープの材料を鍋に入れて沸かす。

❺ ❸に❷をのせ、❹のスープを添える。

シャキシャキもやしの炒飯風

ご飯の代わりは、なんともやし！　ボリュームにも大満足の節約メニュー

材料（2人分）

- 野 もやし…1袋（200g）
- 野 エリンギ…2本（100g）
- 野 細ネギ…3本
- 豆 大豆（水煮）…50g
- 魚 カニかまぼこ…6本
- 肉 ハム（薄切り）…2枚
- 卵 卵…2個
- 乳 バター…小さじ1
- 油 サラダ油…小さじ1
- しょうゆ…少々
- A
  - 塩…ひとつまみ
  - こしょう…少々
  - 貝 オイスターソース…小さじ1/4
  - 海 昆布茶…小さじ1/4
  - 鶏ガラスープ（顆粒）…小さじ1/4

作り方

❶ もやしはさっと洗い、ヒゲと根をとって米粒ほどの大きさに切る。エリンギ、大豆、細ネギ、カニかまぼこ、ハムも同様に細かく切る。

❷ ボウルにもやし、エリンギ、大豆を入れ、卵とAを加えてよく混ぜる。

❸ フライパンにサラダ油とバターを入れて熱し、❷を炒める。卵に火が通ってパラパラになったら、細ネギ、カニかまぼこ、ハムを加え、炒めあげる。

❹ 最後に鍋肌からしょうゆを入れ、香り付けをする。

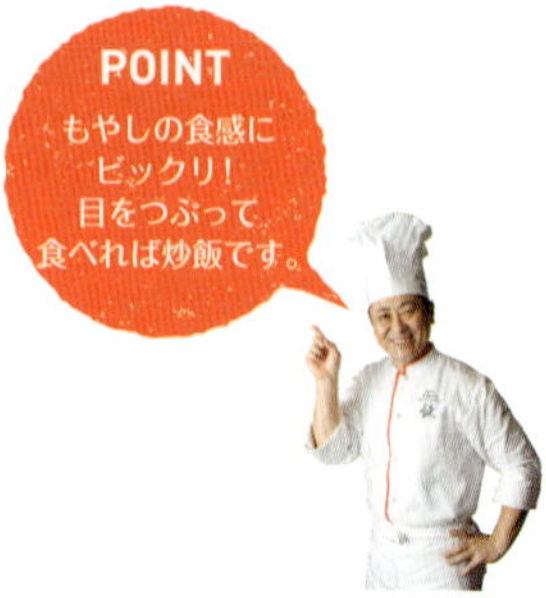
POINT
もやしの食感に
ビックリ！
目をつぶって
食べれば炒飯です。

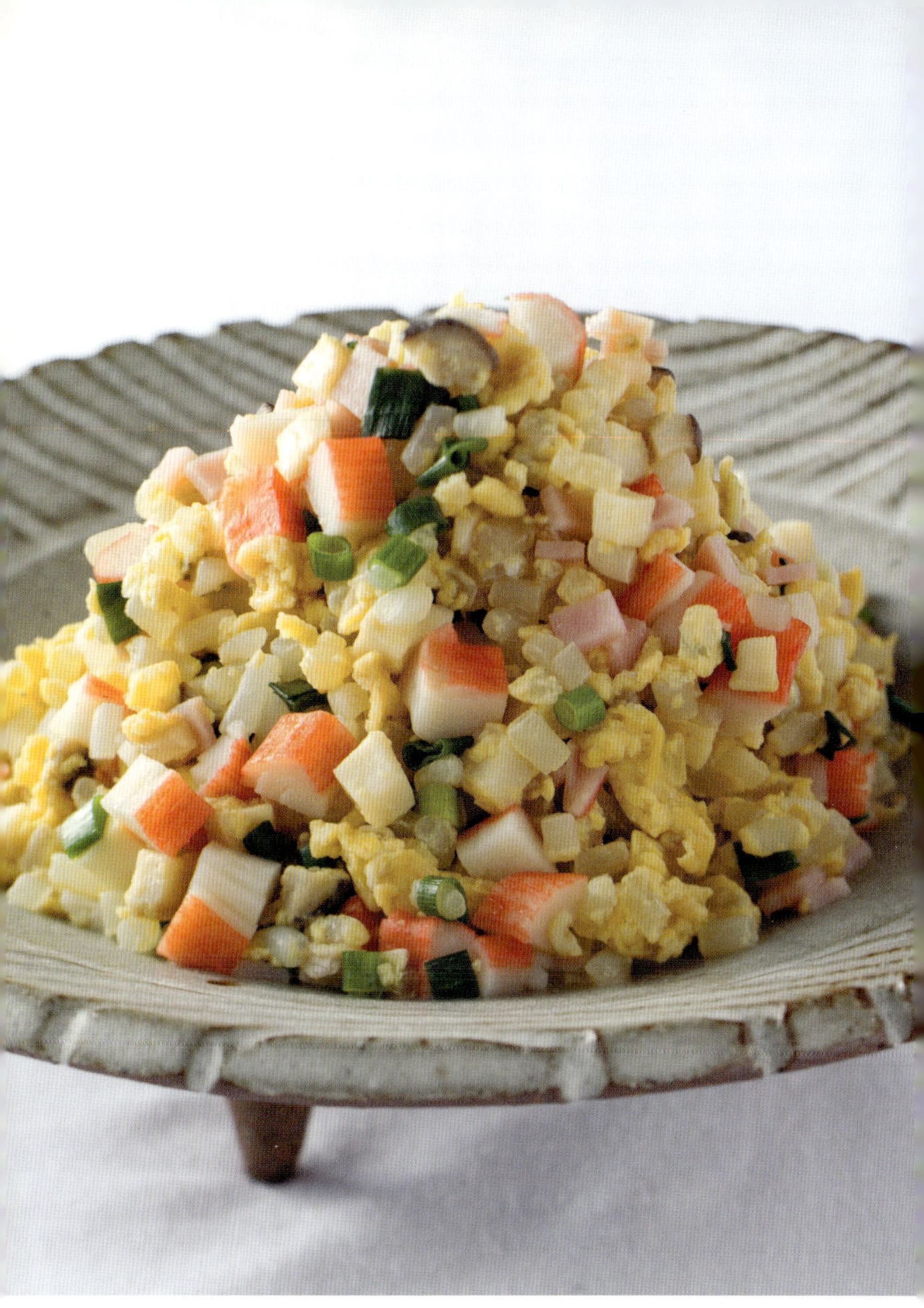

9品目フワフワ肉団子入り野菜鍋

「ぐるナイ」鍋※選手権で優勝！ 体にやさしい、菰田家自慢の鍋

◇材料（4人分）

肉 油 豚バラ薄切り肉…500g
野 白菜…大3枚
野 長ネギ…2本
野 万能ネギ…½束
貝 干し貝柱…20g
海 昆布（10㎝×10㎝）…3枚
魚 和風だしパック…2個

A
塩…小さじ½
こしょう…少々
日本酒…大さじ3
卵 卵…1個
片栗粉…大さじ3
しょうゆ…小さじ⅓
水…50cc

B
乳 牛乳…150cc
豆 豆乳…150cc

C
塩…小さじ¼
ごま油…小さじ½
わさび…大さじ1

◇作り方

❶ 豚肉を細切りにし、ビニール袋に入れ、Aを加えて袋の上からよくもみ込み、冷蔵庫で一晩ねかす。
❷ 土鍋に水1・5ℓ、だしパック、昆布を入れ、1時間おく。
❸ 白菜と長ネギを食べやすい大きさに切る。万能ネギは小口切りにする。
❹ ❷を火にかけ、沸いたら干し貝柱、白菜、長ネギを入れ、Bを加える。
❺ 団子状に丸めた❶を❹に加え、フタをして弱火で7～8分沸かす。
❻ 最後に万能ネギをのせ、Cを合わせたタレを添える。

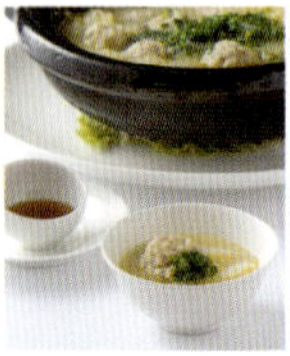

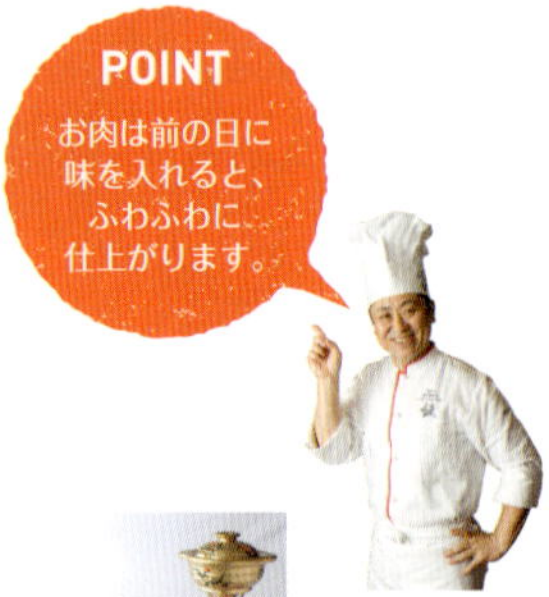
POINT
お肉は前の日に味を入れると、ふわふわに仕上がります。

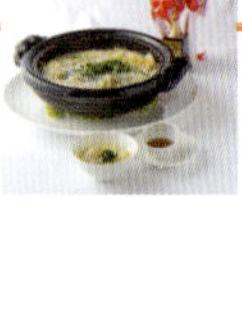

※2013年12月5日に放送された日本テレビ系「ぐるぐるナインティナイン 第2回オールスター家族対抗 最強！冬鍋バトル!!」で優勝したメニューをアレンジして掲載しています。

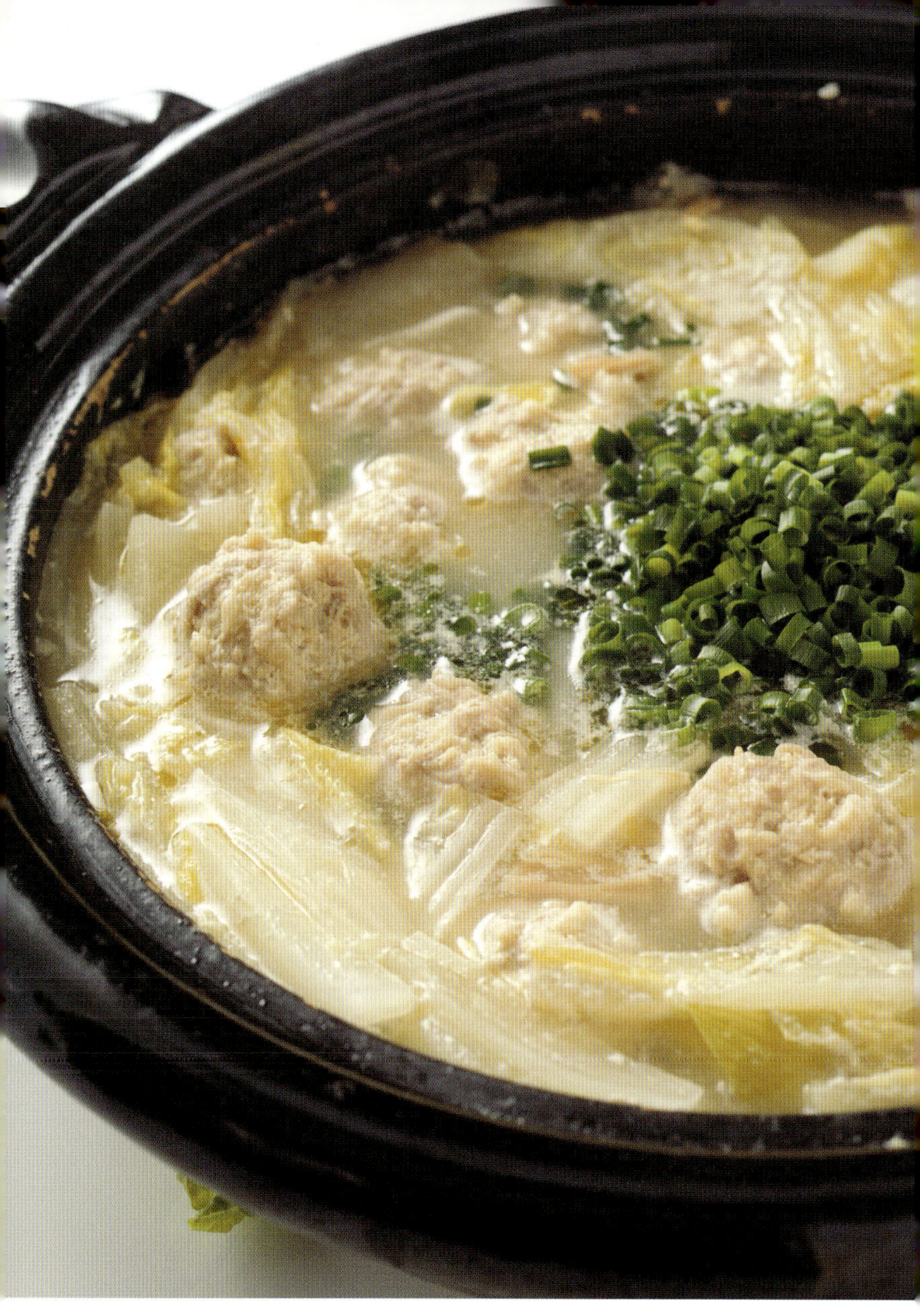

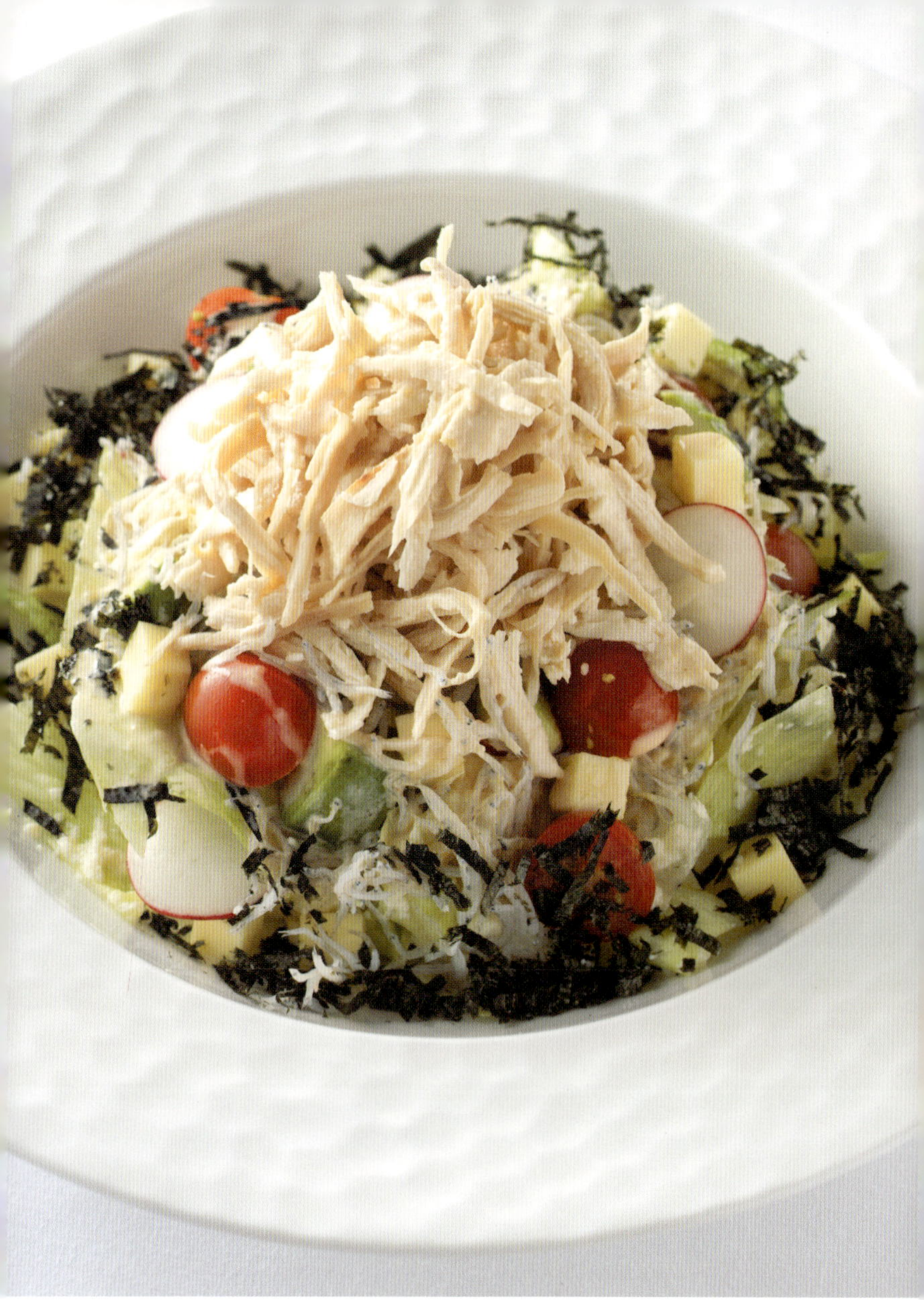

夏のスタミナサラダ

魚、貝、海藻……とりづらい品目はトッピングとドレッシングで手軽に

◎材料（2人分）

肉 鶏ムネ肉…1枚
野 レタス…1/4個
野 プチトマト…4個
野 セロリ…1本
野 アボカド…1/2個
野 ラディッシュ…2個
豆 絹ごし豆腐…1丁
乳 プロセスチーズ…50g
魚 じゃこ…20g
海 焼きのり…2枚

A
- 卵 油 マヨネーズ…大さじ2
- わさび…小さじ1/2
- 貝 オイスターソース…小さじ1
- 酢…大さじ1

◎作り方

❶ 野菜は食べやすい大きさに切り、水で洗う。豆腐は手でくずす。チーズは5㎜角に切る。

❷ 鶏肉にフォークで数カ所穴をあけ、耐熱皿に置いて塩、こしょうを軽くふり、酒大さじ2をかけて、電子レンジ弱で2分加熱する。鶏肉を手でほぐし、出てきた煮汁を吸わせる。

❸ ボウルに❶、じゃこ、刻んだ焼きのりを入れて混ぜ、器に盛る。

❹ 上に❷をのせ、Aを合わせたドレッシングをかける。

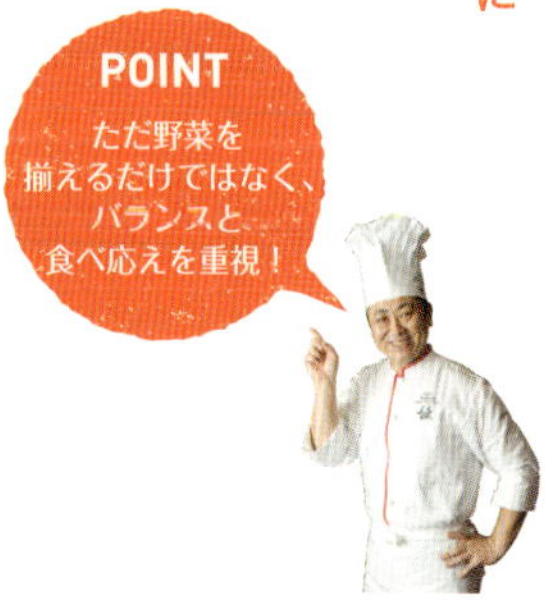
POINT
ただ野菜を
揃えるだけではなく、
バランスと
食べ応えを重視！

ガッツリ食べたい焼き餃子

皮はもっちり、中はシャキシャキ、卵黄ダレでコクをプラス

◎材料（10個分）

- 肉 油 豚ひき肉…150g
- 野 キャベツ…100g
- 野 長ネギ…¼本
- 魚 かまぼこ…50g
- 豆 大豆（水煮）…50g
- 餃子の皮…10枚

A
- 野 おろしニンニク…小さじ¼
- 野 おろしショウガ…小さじ⅓
- 塩…小さじ¼
- こしょう…少々
- 海 昆布茶…小さじ⅓
- 貝 オイスターソース…小さじ½
- 日本酒…大さじ2
- 乳 粉チーズ…小さじ½
- 卵 卵白…1個分
- 片栗粉…大さじ2

B
- 卵 卵黄…1個
- 食べるラー油…大さじ2
- 酢…大さじ1

◎作り方

❶ キャベツ、長ネギ、かまぼこ、大豆をみじん切りにする。

❷ ボウルにひき肉を入れて手でよく混ぜ、❶とAを加えてさらによく練る。

❸ ❷を10等分にし、餃子の皮で包む。

❹ フライパンにサラダ油小さじ½を入れ、❸を並べて強火にかける。チリチリと音がしてきたら、水80ccをまわし入れてフタをし、中火で7～8分蒸し焼きにする。

❺ 水分が飛んだら仕上げ用のサラダ油小さじ½を加え、焼き色がつくまで1分ほど焼く。

❻ Bを合わせてタレを作り、添える。

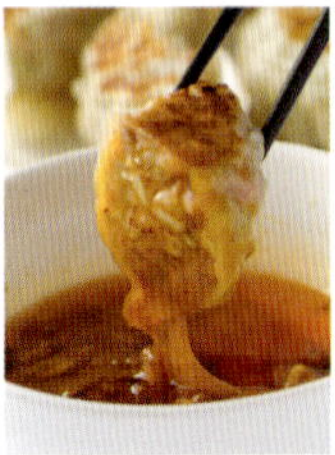

POINT
具材を工夫して
たくさんの品目を
揃えましょう。

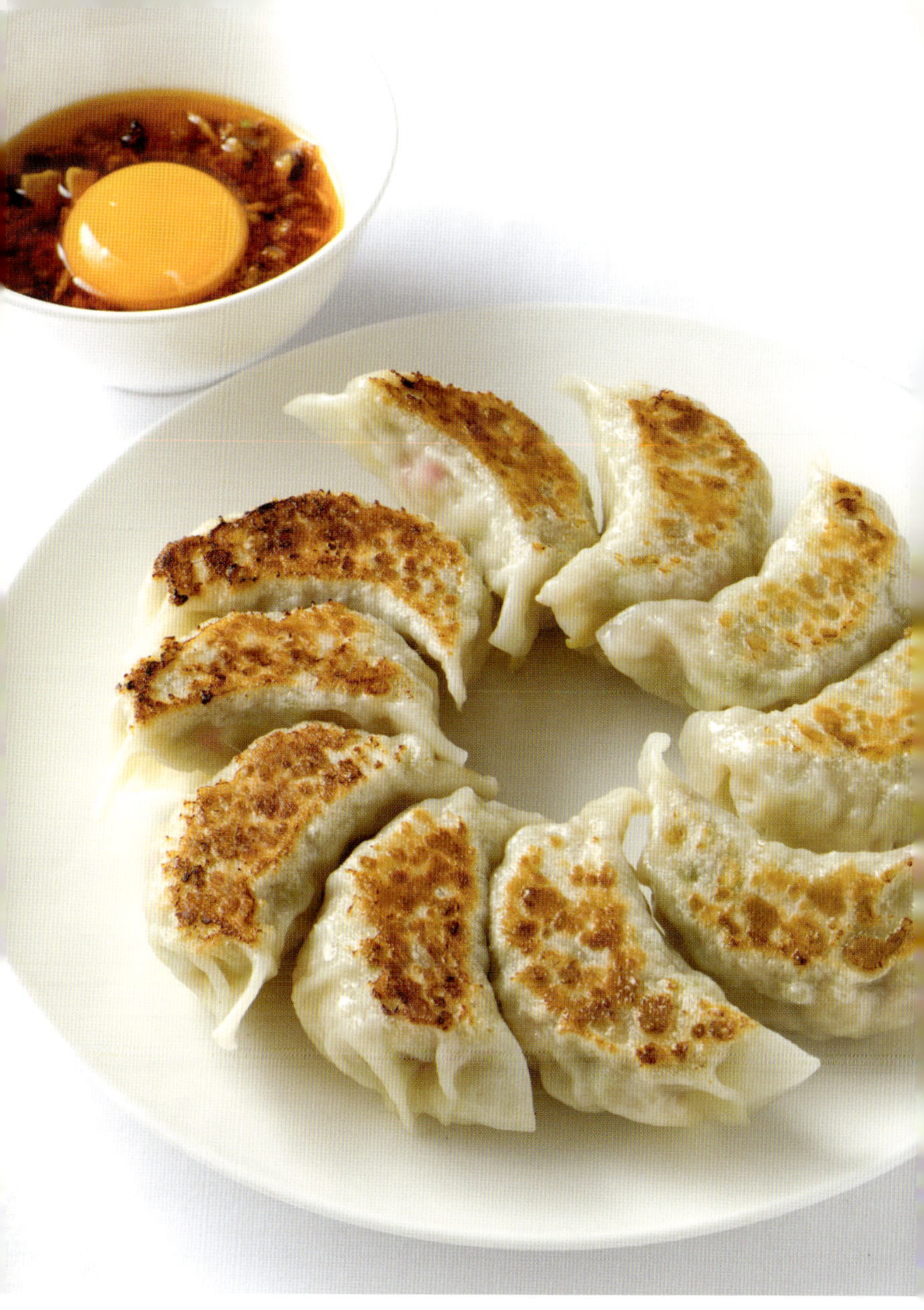

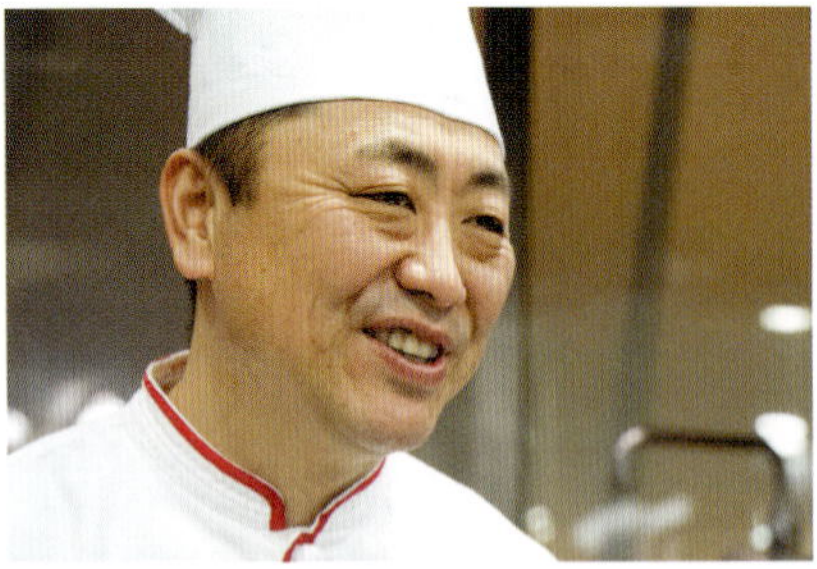

菰田欣也

kinya komoda

1968年東京生まれ。1987年大阪あべの辻調理師専門学校入学。講師として来ていた陳建一氏と出会う。1988年赤坂四川飯店へ入社。2001年セルリアンタワー東急ホテル内のszechwan restaurant 陳 渋谷店の料理長に就任。2008年四川飯店グループ総料理長に就任。2012年四川飯店グループ取締役総料理長に就任。2013年公益社団法人日本中国料理協会常務理事に就任。またこの年、中国の国家資格である中華中医薬学会「営養薬膳師」免許を取得。
現在は総料理長を務める傍ら、専門学校や料理教室の講師、またイベントやテレビの料理番組等に出演するなど、活躍の場を広げている。主な著書に『菰田欣也のカンタン・チャイニーズ』(扶桑社)、『菰田欣也の中華料理名人になれる本』(柴田書店)など。

協力　井上和豊　石田志穂美　立花才実（szechwan restaurant 陳）

---

szechwan《スーツァン》 restaurant《レストラン》 陳

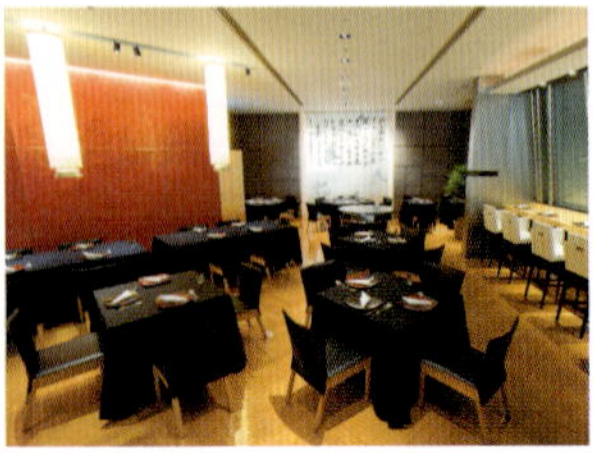

東京都渋谷区桜丘町26-1
セルリアンタワー東急ホテル2F

TEL　03-3463-4001（予約専用）
FAX　03-3476-3017
http://www.srchen.jp/

営業時間　11:30 ~ 14:00　17:30 ~ 23:00（L.O.21:30）年中無休

生活スタイルに合わせ、自分のペースでコントロールを

～「和田式」の理念と概要～

「和田式」監修　美容体育研究家　和田要子

「和田式」は、私の義父である和田静郎《わだしずお》が昭和33年に完成させ、食事・体操・入浴・仕事・休息の5つの条件を守りながら、「美しく」「健康的に」痩せる効果的な方法として、長い間多くの方に支持をいただいているダイエット法です。私も、今は亡き義父、そして夫・浩太郎の信念を継ぎ、和田研究所指導者の時代から現在まで約45年、体型に悩める方たちの理想のボディメイクをお手伝いしてまいりました。

ダイエットというと、体重を減らすことだけが目的になってしまいがちですが、無理な食事制限や過度な運動は、たとえ痩せることができたとしても、健康を害したり、精神的ストレスから肌が荒れたり、リバウンドしてしまうことも多くあります。ダイ

エットの目的は、本来、「痩せて健康的に美しく、若々しく」なることであり、体を壊したり、美しさが損なわれてしまっては意味がありません。そして、むやみに体重を減らすのではなく、「自分の痩せたい部分を確実に細くする」ことが、ダイエットの神髄であるべきです。つまり、「健康を保ちながら、自分の体を自分でデザインする」。それが、和田式の考え方です。

近年、いろいろなダイエット法が生み出されては、一時的にブームを巻き起こし、消えていっています。特に目に余るのが、「○○だけ」「○○抜き」といった、手軽さをウリにしたダイエット法。より簡単なものに飛びつきたくなるのは仕方のないことですが、体を壊さないかと心配になってしまいます。ダイエットは、どれかひとつを頑張ったり、制限したりするだけでは絶対に成功しません。トータルのバランスが重要であり、その点において、「和田式」は特に有効な方法と言えるのです。

「和田式」には5つの条件があると触れましたが、難しいことや面倒なことは何もありません。独自の体操と入浴法は週に1度、食事法も普段のメニューを少し工夫するだけです。そして、食事と食事の間は積極的に働き、休むときはしっかり休むこと。それだけで、劇的に体型が変わっていきます。

●「和田式」の5条件は、次の通りです。

条件1 和田式9品目食事法

条件2 週1回の部分痩せ体操

条件3 45分入浴法

条件4 仕事

条件5 休息

＊詳しく知りたい方は、和田要子先生の著作を参考になさってください（編集部）

「和田式」は、美への意識が高い女性はもちろん、メタボや病気リスクが気になる働き盛りの男性、リタイア後も体型を維持したいご年配の方、肥満に悩むお子様まで、男女問わず、世代も関係なく、効果を実感していただけるダイエット法です。それは、基本の生活スタイルを少し変えるだけで無理なく行え、また、それぞれの環境に応じ、それぞれのペースで調整しながら実践できるからです。

実際、今回指導させていただいた菰田さんも、お仕事柄、すべての条件を完璧にこなせていたわけではありませんでした。超人的にお忙しい人なので、完璧を求めるのは無理でしょうと、私も最初から考えておりました。最低限のルールは守りながら、自分の生活スタイルに合わせ、無理のないところで、自分なりのやり方を見出して結果を残されたのです。菰田さん自身は、もしかしたら、完璧に実践できないことに対して私に後ろめたい気持ちもあったかもしれませんが、人にはそれぞれ生活がありますから、ご自分のペースで楽しく実践されるのがいいと思います。しかも本書を読むかぎり、ゲーム感覚で楽しみながら実践してくださったのが見てとれます。少年のような心を持った菰田さんらしいなとも思います。

私は客として、かねてより菰田さんのレストランによく足を運んでいます。レッスンはすでに終了しましたが、顔色を見れば、その後のコントロールが順調なことはひと目でわかります。体操も大変上手になられました。この調子で、これからの人生も豊かに、健康に、そして料理人としてますますご活躍されますことを、影ながらお祈りしております。

プロフィール

和田要子（わだ・ようこ）

美容体育研究家。株式会社アッパー代表取締役社長。21歳のときに和田式指導者コースに入る。創業者・和田静郎、そしてその長男であり二代目の和田浩太郎の跡を継ぎ、ダイエット指導・健康指導にあたる。より美しく健康的に痩せる、その確実で丁寧な指導には定評がある。各界著名人の受講者も多い。主な著書に『フィギュアリング・ダイエット――和田式完全読本』（マガジンハウス）、『速効！ 和田式一週間ダイエット――なりたい体型に必ずなれる！』（王様文庫）、『和田式9品目ダイエット献立』（講談社プラスアルファ文庫）などがある。

ロングセラー

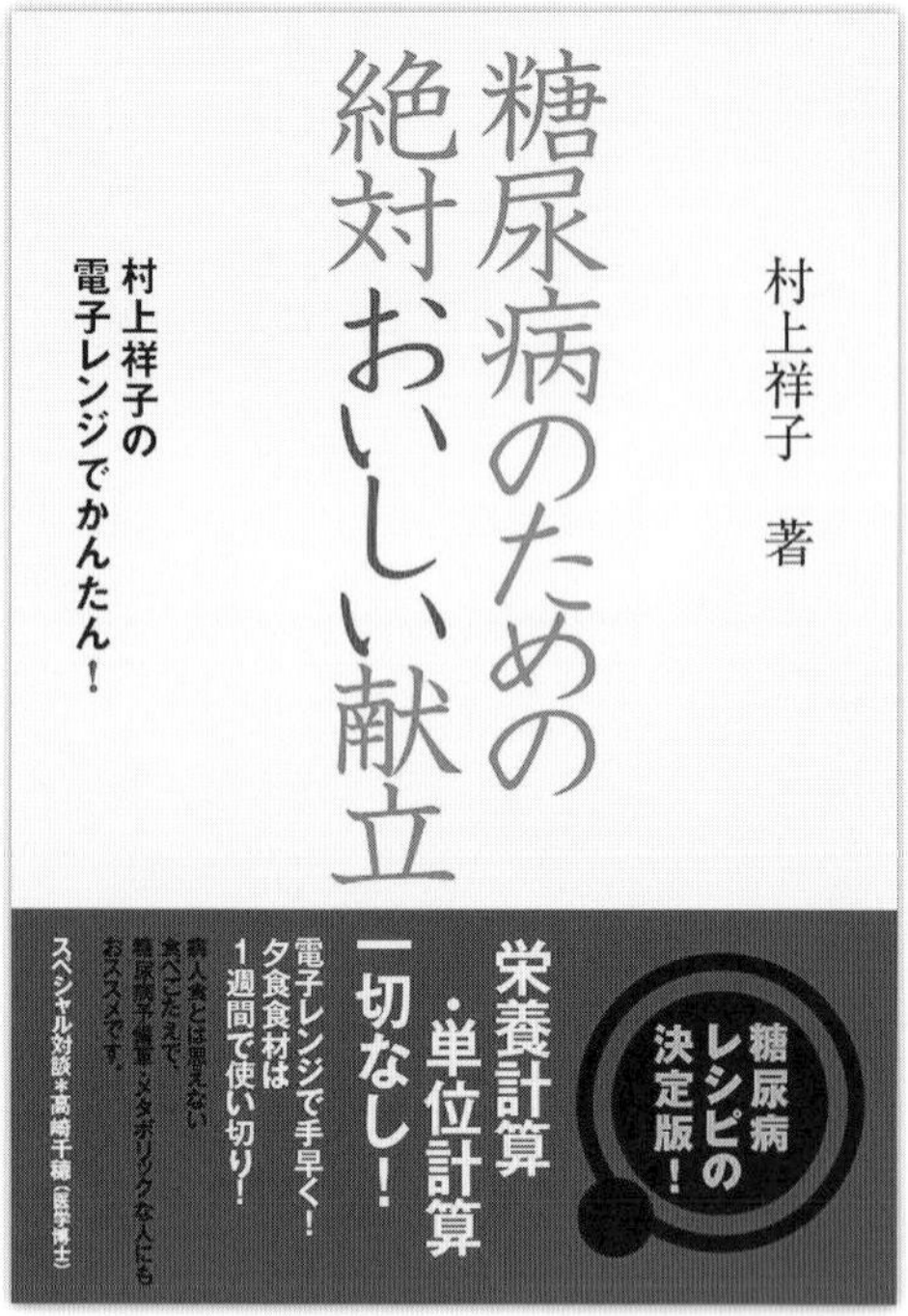

村上祥子の電子レンジでかんたん！

糖尿病のための絶対おいしい献立

村上祥子 著

食いしん坊でグルメな人が多いといわれる、2型糖尿病。だけど糖尿病食は栄養計算がややこしくて面倒で、さらに味気なくてがっかりさせられるものばかりでした。そこで、電子レンジ調理のパイオニア・村上祥子が、簡単でおいしい糖尿病レシピを考案。電子レンジを使うことで油分を抑えてコクをアップし、お肉もたっぷり食べられるメニューを提案します。春夏秋冬、シーズンごとに2週間分の献立を収録。

本体2,667円（+税）

A4判／304ページ／ISBN 978-4-89308-695-2

たった1年で20キロ痩せた男のダイエットルール

2014年6月22日　初版第一刷発行

著　者　菰田欣也

「和田式」監修　和田要子

ブックデザイン　釜内由紀江（GRiD）
井上大輔（GRiD）

撮　影　海老原俊之

構　成　髙井紀子

DTP　株式会社 明昌堂

編　集　藤本淳子
小宮亜里

Special Thanks
szechwan restaurant 陳　スタッフの皆様

印刷・製本　図書印刷株式会社

発行者　木谷仁哉

発行所　株式会社ブックマン社
〒101-0065　千代田区西神田3-3-5
TEL　03-3237-7777　FAX　03-5226-9599
http://bookman.co.jp/

ISBN　978-4-89308-819-2